내과의사가 알려주는

건강한
편의점 식사

의학박사

마츠이케 츠네오

(주)동명북미디어 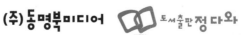 도서출판정다와

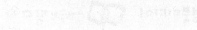

들어가는 말

편의점 음식으로 건강해질 수 있다는 게 사실인가요!?

여러분은 편의점 음식에 대해 어떤 이미지를 가지고 계신가요?
"식품첨가물이나 몸에 좋지 않은 기름 등 여러 가지가 들어있지는 않을까?"
"어쨌든 몸에 해롭지 않을까?"
이런 분들이 많지 않을까요?
편의점에는 주먹밥, 오뎅, 닭튀김, 도시락, 간식 등 정말 다양한 상품들이 진열되어 있습니다.
건강에 신경을 쓰는 분들 중에는 그러한 식품이나 식재료에 영양 밸런스를 알 수 있는 라벨이 붙여져 있다는 사실을 알고 계실지도 모릅니다.
하지만 사실 이 라벨에는 그렇게 자세한 정보까지는 들어 있지 않습니다.

그래서 본서에서는 편의점 음식의 건강정보를 보충하여 보다 더 건강해질 수 있는 힌트를 드리려고 합니다.
편의점 음식 중에는 조금만 신경을 쓰면 건강식으로 재탄생할 수 있는 것도 있습니다. 이를 위해 무엇을 추가하면 좋을지 여러분에게 추천해 드리고 싶은 것이 많습니다. 혹은 편의점 음식만 먹는 것보다 먹고 있는 편의점 음식의 일부를 줄이는 편이 더 좋은 경우도 있습니다.
이러한 노하우를 저는 '더하기·빼기 법칙'이라고 이름 붙였습니다. 이 법칙을 잘 활용하면 편의점 음식이라 할지라도, 아니 편의점 음식이기 때문에 손쉽게 건강을 챙길 수 있다는 것을 알게 될 것입니다. 그리고 상품의 데이터(명칭, 가격, 성분 등)는 제가 취재할 당시의 것입니다. 집필 이후에 데이터가 변경되거나 상품 자체를 더 이상 취급하지 않을 가능성이 있으니 미리 양해를 부탁드립니다.
그럼 당장 오늘부터 '손쉬운 건강'을 목표로 편의점 음식을 시도해 보시기 바랍니다.

내과의사가 알려주는
건강한 편의점 식사

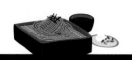
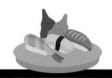
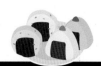

내과의사가 알려주는
건강한 편의점 식사

원컵(One-cup)법을 실천하면
당신도 오늘부터 '영양사'   **75**

CHAPTER **05**

첨가물 이야기   **87**

CHAPTER **06**

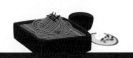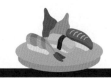

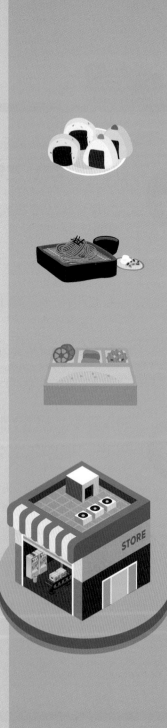

Chapter 01

좋은 편의점 음식·
안 좋은 편의점 음식

Q

독자 여러분은 음식과 건강에 대해 얼마나 알고계신가요?
우선 사전 연습으로 첫 번째 퀴즈를 내보겠습니다.

지금 먹고 있는 음식에서 가장 부족한 것을 두 가지 들어보세요.

1. 왜 지금 식물섬유, 식물성 유산균인가?

방금 전 퀴즈의 답은 식물섬유와 식물성 유산균입니다.

식물섬유나 식물성 유산균이 왜 지금 필요한 걸까요?

사실 1960년대 중반 정도까지 일본인의 식생활에서 이 두 가지는 충족되고
있었습니다. 하지만 식생활이 구미형(북미, 북유럽형, 남유럽의 대부분은 올리브
오일을 많이 섭취하는 지중해식 식생활)으로 크게 변화하여 육류, 유제품(우유·
요구르트=동물성 유산균 함유) 등을 많이 섭취하게 된 반면, 야채나 곡물 등에
많이 포함된 식물섬유나 된장, 절임 등에 함유된 식물성 유산균의 섭취량은 줄어
들게 됐습니다(그림1, 그림2).

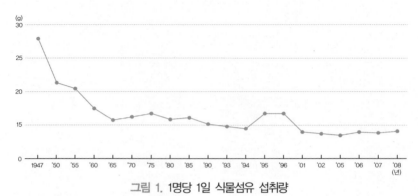

그림 1. 1명당 1일 식물섬유 섭취량

출처 : 국민영양조사, 국민건강·영양조사

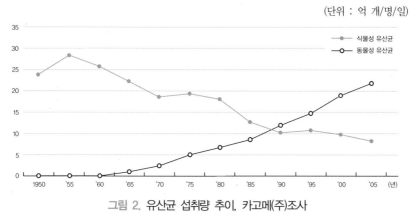

(단위 : 억 개/명/일)

그림 2. 유산균 섭취량 추이, 카고메(주)조사

동물성 유산균 수 : 발효유·유산균 음료·내추럴 치즈 섭취량에서 산출
식물성 유산균 수 : 절임·된장·식물성 유산균 음료 섭취량에서 산출

식물섬유는 변의 양을 늘리고 배변을 촉진합니다.

또한 식물성 유산균은 장내 세균의 밸런스를 조절하는 역할을 합니다. 식생활의 구미화로 인해 이러한 것들의 섭취가 줄어들어 일본인에게 장 관련 질병이 증가하고 있는 것은 틀림없습니다.

이야기의 앞뒤가 바뀌어 버렸습니다만 도대체 식물섬유나 식물성 유산균이란 어떤 것일까요?

「5개정 일본식품표준성분표」에 따르면 식물섬유는 '사람의 소화효소로 소화되지 않는 식품 중 난소화성 성분의 총체'라고 정의되어 있습니다. 게의 등딱지나 새우 껍데기와 같은 성분(키틴) 등의 동물성 식품도 일부 있지만 대부분은 식물성 식품입니다. 식물섬유는 사람 몸의 영양성분과 같이 소화·흡수되어 힘을 발휘하는 것과는 근본적으로 성질이 다릅니다.

유산균은 원래 유당이나 포도당 등의 당류를 분해하고 발효에 의해 다량의 유산을 생성하는 균의 총칭입니다. 잘 알려져 있듯이 유산균은 요구르트나 치즈 등의 이른바 유제품 유래의 발효식품에 포함되어 있는 것 외에 실제로는 된장이나 절임, 간장 등 일본의 전통 발효식품에도 들어있습니다('전통유산균'이라고 해도 좋을 것 같습니다).

유산균은 크게 3가지로 구분할 수 있습니다.
① 동물성 유산균(동물 유래인 우유에 많이 생육)
② 식물성 유산균(식물 유래인 절임 또는 곡류 등에 많이 생육)
③ 장관계 유산균(사람이나 동물의 장내에 생식)

식물성 유산균은 식물유래 식품을 발효시키기 위해 꼭 필요하다고 할 수 있을 만큼 관계가 있는 유산균입니다. 앞서 설명한 일본의 된장이나 각지의 절임(교토의 스구키즈케, 나가노의 노자와나즈케 등) 외에도 김치, 와인, 독일의 사우어크라우트 등 여러 가지 발효식품에 존재하고 있습니다.

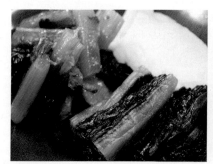

사진 1. 노자와나즈케(野沢菜 漬物)[1]

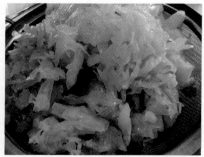

사진 2. 사우어크라우트(sauerkraut)[2]

식물성 유산균은 동물성 유산균과 달리 위액(산)이나 장액(알칼리), 온도 변화 등 과산된 환경에서도 왕성하게 살아남는 힘이 강하다는 것이 여러 데이터에서

---

1) 순무의 일종으로 주걱꼴의 이파리를 가지고 있으며 노자와(野沢) 온천을 중심으로 신에쓰(信越) 지방에서 재배되고 있는 노자나와로 만든 절임
2) 잘게 썬 양배추를 발효시켜 만든 시큼한 맛이 나는 독일식 양배추 절임

판명되고 있습니다. 따라서 식물성 유산균은 살아서 대장 내에 도달하기 쉽습니다. 게다가 원래부터 식물 유래이기 때문에 식물성 유산균이 포함된 식품 자체가 저지방, 저칼로리라는 특징을 가지고 있습니다. 된장이나 절임 등 전통식을 많이 먹었던 1960년대 중반까지의 일본인에게는 대장암, 난치성염증성장질환(궤양성 대장염 및 크론병) 등의 장 질환이 거의 없었던 것은 그러한 영향이 있을지도 모릅니다.

2. 옛날의 일식은 '저지방 다이어트'

1960년대 이전, 일본 가정식의 중심은 일식이었습니다. 당시의 가정식은 '저지방 다이어트'에 가까웠습니다. 그때는 지극히 평범한 식사를 해도 하루에 식물섬유량 20g 이상을 섭취하는 것이 비교적 간단했고, 1일 지방 섭취량은 25g 전후로 현재의 절반 이하였습니다.

현재는 의식하지 않는 한 필요한 양의 식물섬유를 섭취하는 것이 어렵게 되었습니다. 1955년쯤에는 22g/일 전후였던 식물섬유 섭취량이 고도경제성장기부터 줄어들기 시작해 2000년에 들어설 때쯤에는 마침내 14g/일을 밑도는 상황이 되고 말았습니다. 특히 쌀과 멀어짐으로써 보리 및 잡곡(쌀이나 밀, 보리 등 주식이 되는 곡물 이외의 총칭)을 먹을 수 없게 되는 등 곡류에 포함된 식물섬유의 섭취량이 1950년대와 비교하여 현재는 절반 가까이까지 감소하였습니다.

후생노동성의 「일본인의 식사 섭취기준 2015년 판」에서는 식물섬유에 관하여 18~69세의 여성은 18g/일 이상, 남성은 20g/일을 목표량으로 설정하고 있습니다. 또한 당뇨병 식사요법을 효과적으로 실시하기 위해 이용하는 「당뇨병 식품 교환표」에서는 식물섬유를 1일 20~25g 섭취하는 것을 추천하고 있습니다.

하지만 어떠한 목표치도 눈에는 보이지 않는 수치들이기 때문에 누가 얼마만큼의 식물섬유를 섭취하고 있는지는 모릅니다(눈에 보이지 않는 식물섬유량을 '시각화'한 것이 제가 고안한 '원컵(One-cup)법'입니다. 자세한 것은 제5장에서 설명하겠습니다).

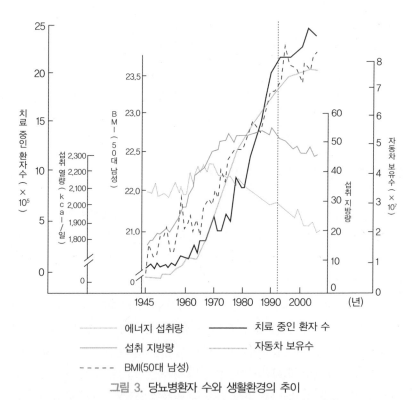

그림 3. 당뇨병환자 수와 생활환경의 추이

출처 : 월간당뇨병 2014/1 Vol.6 No.1(후생노동성, 일반사단법인 일본자동차공업회 자료)

3. 타임 슬립할 필요는 없습니다!

'그때가 좋았구나', '시간을 되돌리는 편이 낫지 않아?'라고 생각하는 분들도 계실지 모르겠습니다. 하지만 그럴 필요는 없습니다!

식물섬유나 식물성 유산균은 편의점에서 손쉽게 보충할 수 있기 때문입니다.

편의점 도시락을 예로 들어보겠습니다. 반찬은 튀김이나 고기볶음 등의 육류가 많고 절임 등은 거의 없습니다.

여기서 우선 튀김이나 육류가 적고 어패류가 메인인 것, 나아가 식물성 유산균이 함유되어 있는 인스턴트 된장국(튜브형)이나 식물섬유 부족을 해소시키는 샐러드, 혹은 반찬으로 우엉조림을 더해봅니다.

그러면 편의점에서도 건강해질 수 있는 식사를 선택할 수 있게 되는 것입니다! 거기에 유산균이 부족하다고 느껴진다면 식물성 유산균 함유음료 '라브레'를 섭취하면 좋습니다.

덧붙여 말하면 라브레균은 최근 주목받고 있는 식물성 유산균입니다. 교토의 전통적인 절임인 '스구키즈케'에서 발견되어 뛰어난 면역증강작용(내추럴 킬러 세포의 활성화, 인터페론α 산출 등)과 인공소화액에 대해 강한 내성을 갖는다는 사실(즉 위산 등에 죽지 않고 장내에 도달하는 능력이 높은 것)이 밝혀졌습니다.

4. 왜 편의점 주먹밥이 히트한 걸까?

새삼스럽게 말할 필요도 없지만 편의점이라고 하는 'convenience store'는 편리함(convenience)을 제공하는 소매점이라고 불립니다. 편의점의 주력 상품은 패스트푸드로, 빠르게 먹을 수 있고 저렴하다는 것이 주안점입니다. 패스트푸드는 신선도가 중요하기 때문에 1일 1회, 상품에 따라서는 3회 배송되는 경우도 있습니다.

그리고 상품마다 보관온도가 설정되어 있습니다. 예를 들어 반찬(도시락이나 샐러드 등)은 5℃, 가공육 5℃, 우유 5℃, 냉동식품 −20℃ 등입니다. 즉 식품이나 식재료는 신선도가 유지될 수 있도록 관리되고 있는 것입니다. 가온기(오뎅, 호빵, 핫델리카)에 들어 있어 바로 먹을 수 있는 것, 튀김기(닭튀김, 고로케, 프랑크 소시지 등)로 조리하는 것도 있습니다.

온도 관리로 상징적인 상품은 현재 편의점 히트 상품의 하나인 주먹밥입니다. 취급하기 시작한 1970년대 당시는 거의 팔리지 않고 대부분이 폐기되는 상품이었다고 합니다. 그 이유는 어딘가 부족한 쌀밥의 맛이 호응을 얻지 못했기 때문이었던 것 같습니다. 이 주먹밥을 갓 지은 밥맛이 유지될 수 있도록 온도설정(20℃ 플러스마이너스 2℃)을 하는 동시에 그 온도를 유지할 수 있는 배송차량까지 만든 덕분에 대히트를 쳐서 지금은 언제라도 맛있게 먹을 수 있게 된 것입니다.

이후 합성착색료나 보존료 등의 첨가물이 문제가 되어 지금은 첨가물이 들어가지 않은 소금 주먹밥(세븐일레븐) 등의 상품이 개발되는 데까지 이르게 됐습니다.

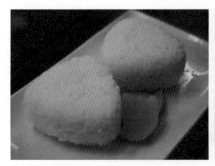

사진 3. 소금주먹밥(塩むすび)3)

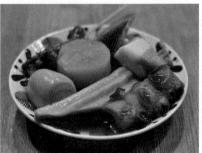

사진 4. 오뎅(おでん)4)

5. 좋은 편의점 음식·안 좋은 편의점 음식

물론 간단하게 사서 먹을 수 있다고 해서 오로지 그런 것만 먹는다면 건강에 좋지 않습니다(저는 편의점 업계와는 관련이 없는 사람으로 마구잡이로 편의점 음식을 권하는 사람이 아닙니다).

---

3) 소금 소가 들어간 주먹밥
4) 여러 가지 어묵을 무, 곤약 등과 함께 국물에 삶아낸 요리

편의점 음식 중에서 몸에 좋은 것과 좋지 않은 것을 분류하는 것은 상당히 어렵습니다. 그래서 식품첨가물(=나쁜 것)을 기준으로 편의점 음식을 판단한 책이 크게 히트를 치는 것도 당연한 것 같습니다. 하지만 식품첨가물이나 트랜스지방산 등(후술)에 주의를 기울이는 것만으로는 건강과 직결되는 식품이나 식재료를 선택하기가 상당히 어렵습니다.

좋은 편의점 음식과 안 좋은 편의점 음식을 구분하기 위해서는 다음과 같은 사실을 알아두면 좋습니다.

그것은 항가령학회에서 안티에이징으로 인정하고 있는 ①칼로리 제한, ②항산화, 이 두 가지입니다.

즉 산화된 튀김 식품이나 고칼로리 식품은 가능한 피하고 저칼로리, 항산화 물질을 많이 함유하고 있는 것(샐러드, 과일 등)을 적극적으로 선택해야 합니다. 이것은 편의점에서도 어느 정도 가능합니다. 샐러드나 바나나, 사과 등을 판매하고 있는 편의점도 있으니까요. 그리고 이 두 가지에 더하고 싶은 것이 ③장내 환경 개선입니다. 장내환경이 나쁘면 대장암, 난치성염증성장질환(궤양성대장염, 크론병), 만성변비, 나아가서는 비만이나 내장지방형 비만을 일으킬 가능성이 있기 때문입니다. 이상의 3가지가 문제가 되지 않을 것 같은 편의점 음식이라고 생각됩니다.

6. 과학적 연구 성과로 편의점 음식을 생각한다

한 가지 더 편의점 음식을 선택하는 데 있어서 참고하고 싶은 연구가 있습니다.

2015년 9월 10일자 Lancet(온라인판)의 기사 내용 중 사망이나 건강수명의 손실 부문에서 '수정 가능한 위험인자', 즉 신경 쓰기에 따라 개선 가능한 최고 요인은 고혈압이라고 합니다.

이 기사에서는 주요 건강과제를 평가하는 것 등을 목적으로 건강에 대한 위험인자 10가지가 지적되었습니다(표 1).

표를 보면 식사에 크게 관여하고 있는 것은 ①염분, ②당분, ③과일, ④육류

(콜레스테롤), ⑤음주입니다. 즉, 이 다섯 가지의 요소는 '수정 가능한 인자'가 되는 것입니다. 다시 말하면 자신의 의지로 그 섭취량을 조절할 수 있는 것입니다.

이러한 요소를 근거로 하여 편의점 음식을 선택하면 좋을 것입니다.

최근 편의점 음식의 대부분은 칼로리, 염분, 함유성분 등을 표시하고 있으므로 이러한 정보만으로도 어느 정도 알 수 있습니다.

표 1. 수정 가능한 위험인자 랭킹

일본	세계
1위 고혈압	1위 고혈압
2위 흡연	2위 흡연
3위 고혈당	3위 고 BMI값
4위 염분의 과잉 섭취	4위 고혈당
5위 고 BMI값	5위 염분의 과잉 섭취
6위 음주	6위 과일 섭취 부족
7위 신체 활동량이 적다	7위 대기오염
8위 신장 기능의 저하	8위 고형연료 사용에 따른 실내 공기오염
9위 과일 섭취 부족	9위 고 콜레스테롤
10위 대기오염	10위 음주

'좋은 편의점 음식'이란 에너지량, 탄수화물량, 지방량, 단백질량, 염분량에 더하여 식물섬유함유량이 기재되어 있으며 더불어 당질량이 적혀 있는 것입니다. 이것은 몸을 지키는 데에 있어 든든한 아군입니다.

7. 이런 편의점 음식을 선택하세요

단 이러한 연구 성과를 전하는 것만으로는 어쩌면 구체적인 상상이 어려울지도 모르겠습니다. 그래서 본장의 요약도 겸하여 좋은 편의점 음식과 나쁜 편의점 음식을 거침없이 분류해 보겠습니다.

좋은 편의점 음식

- 정제되지 않은 듀럼밀로 만든 파스타
- 현미식, 호밀빵, 왕겨(밀기울, 쌀이나 밀의 외피)빵
- 보리밥
- 메밀국수(염분 억제 국물)
- 절임(염분 억제로 얼절이가 아닌 것)
- 과일, 샐러드(물에 한번 씻으면 좋다)
- 오뎅(염분이 걱정되면 뜨거운 물에 한번 씻는다)
- 발효식(된장국, 낫토 등)

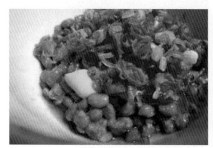

사진 5. 낫토(納豆)[5]

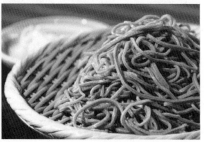

사진 6. 메밀국수[6]

---

5) 삶은 콩을 발효시켜 만든 일본 전통음식으로 한국의 청국장 비슷한 발효식품.
6) 메밀가루로 만든 국수

안 좋은 편의점 음식

- 기름이 산화된 튀김
- 마가린이나 마요네즈를 많이 사용한 샌드위치
- 가공육(너무 많이 섭취한 경우)
- 도시락 중에서도 고칼로리의 것(가츠동, 돈까스 도시락 등)
- 트랜스지방산이나 리놀산 과다의 단 빵이나 과자
- 인스턴트식품(매일 섭취할 경우)

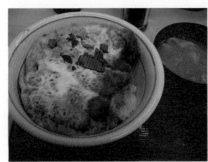

사진 7. 가츠동(カツ・どん)[7]

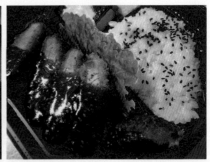

사진 8. 돈까스 도시락[8]

---

7) 돈까스 덮밥
8) 일본 편의점에서 판매하는 돈까스 도시락

칼럼 1. 요구르트는 장에 좋은 걸까?

장에 좋은 식품의 대표선수 중에 요구르트가 있습니다. 요구르트에는 유산균이 포함되어 있어 그 유산균들이 장내 세균인 선옥균을 증가시키는 작용을 한다는 것은 일반적으로 널리 알려져 있습니다.

하지만 요구르트가 일본인의 건강에 어디까지 도움이 되고 있는지에 대해서는 아직 베일에 싸인 면이 있습니다.

예를 들어 요구르트 100g 당 성분을 보면 혈청콜레스테롤을 증가시키는 작용을 하는 포화지방산은 1.83mg, 콜레스테롤은 12mg이 함유되어 있다는 것을 알 수 있습니다. 다시 말해 동량의 두유에는 포화지방산 0.32mg, 콜레스테롤 0mg으로 지방분의 섭취량이 극히 낮은 것을 알 수 있습니다(참고:「7개정 일본 식품 표준 성분표」). 더욱이 요구르트에 함유된 동물성 유산균은 위액, 장액 속에서 생존하기 힘든 반면, 식물성 유산균은 살아서 장까지 도달하기 쉽습니다.

몸에 좋다는 이유로 이러한 유제품을 매일 섭취하면 체내에 상당한 지방분을 넣는 것이나 다름없습니다. 따라서 요구르트를 섭취한다면 저지방 요구르트, 혹은 무지방 요구르트가 좋습니다.

1960년 이전의 일본인은 유제품을 거의 섭취하지 않고, 동시에 비만이나 당뇨병 등의 생활습관병에 시달리는 사람도 훨씬 적었다고 알려져 있습니다. 물론 일본인의 식생활은 근래 50년간 크게 변화(식의 3대 혁명)했으며 유제품의 영향을 일률적으로 평가하는 것은 어렵지만, 1970년대부터 유제품 섭취량이 증가하여 당뇨병 등의 한 원인이 되었다고 생각하는 전문가도 있습니다.

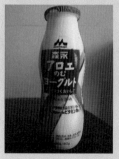
사진 9. 알로에 요구르트

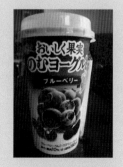
사진 10. 블루베리 요구르트

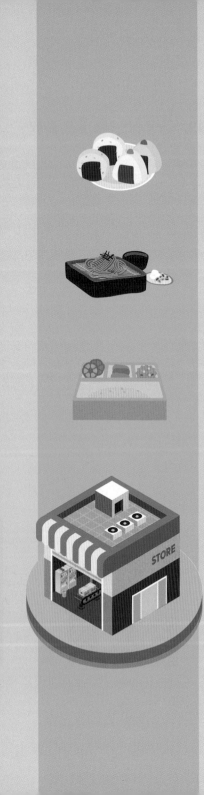

어떤 식사 스타일이
가장 건강할까?

- 당질 오프에서 매크로바이오틱까지

전장에서는 '좋은 편의점 음식·안 좋은 편의점 음식'의 구별법을 소개하였습니다.

이번 장에서는 '편의점 음식'에서 한걸음 물러나 건강정보 전반에 관하여 포커스를 맞춰보고자 합니다.

그 중에서도 여러 가지 '식사 스타일'에 주목해 보도록 하겠습니다. 다시 말해 '저탄수화물 다이어트(당질 오프 다이어트)', '저지방 다이어트', '채식주의(베지테리언)', '매크로바이오틱', '지중해식 식생활' 등. 이러한 '식사 스타일'이 다양한 건강효과를 얻을 수 있다고 언급된 것을 다들 알고 계실 것입니다.

1. 건강상식은 거짓말투성이?

최근 화제가 되고 있는 '저탄수화물 다이어트(당질 오프 다이어트)'가 당뇨병에 유용하다고 알려져 있듯이 '식사 스타일'의 건강효과에 관한 연구가 전 세계적으로 진행되고 있습니다. 그리고 이 중 다수의 사례가 장기적으로 관찰되어 건강에 미치는 효과가 밝혀지기도 했습니다.

식사 스타일에 대해서 좋은 효과만을 언급하고, 반대로 나쁜 효과에 대해서는 별로 지적하지 않은 것도 있으므로 주의가 필요합니다. 그 점에 대해서는 본장을 읽는 동안 저절로 건강한 '식사 스타일'이란 무엇인지를 알 수 있게 될 것입니다.

그러한 식사 스타일을 바탕으로 '편의점 음식'을 선택하면 손쉬우면서도 높은 건강효과를 기대할 수 있습니다.

거리에서 유포되는 다이어트 정보, 건강정보에 미혹되지 않도록 올바른 정보를 전해드릴 테니 꼭 편의점 음식으로 건강해지기 위한 기초지식을 익혀주시기 바랍니다.

2. 건강 오타쿠일수록 건강하지 않다!?

저는 소화기내과 전문의로서 '변비외래' 간판을 걸고 있습니다만, 환자분들의 식생활을 듣고 적잖이 놀라는 경우가 있습니다.

이전보다 비교적 많아지기는 했지만 오가닉 식품만을 섭취하는 사람, '로우파이'라고 하여 40℃이하의 열을 가하지 않은 것만 섭취하는 사람 등 다양합니다. 최근 유행하고 있는 쌀이나 빵 등의 곡물류를 전혀 먹지 않는 '저탄수화물 다이어트(당질 오프 다이어트)'도 사실은 신체, 특히 장에 좋지 않은 습관입니다. 단순히 당분을 많이 함유하고 있는 음료수나 식품 등의 섭취를 억제하는 것뿐이라면 괜찮겠지만, 당질을 함유하고 있다는 이유만으로 곡물이나 야채, 과일의 섭취를 억제하는 것은 깊이 생각해 볼 문제입니다.

곡물이나 야채에 함유된 당질의 대부분은 탄수화물질로 존재하며 그 탄수화물을 구성하는 물질로는 당질, 식물섬유, 올리고당, 피토케미컬(제4장에서 자세히 서술) 등이 함유되어 있습니다. 그래서 당질 오프의 목적으로 탄수화물 섭취를 억제하면 결과적으로 식물섬유 섭취 억제로도 이어져 변의 원료가 되는 소재가 감소하여 변비를 초래하게 됩니다.

이렇듯 잘못된 건강상식으로 인해 장의 상황을 악화시키는 사람들이 있습니다. 장내 환경 악화는 결국은 장내 세균총(장내 플로라)의 이상을 초래하여 비만이나 당뇨병, 대장암, 궤양성대장염 등을 일으킨다는 등의 설도 나왔습니다.

건강에 신경을 곤두세우는 사람들 중 최근 '오르토렉시아(orthorexia)'라고 불리는 사람들이 있습니다. 즉 동물성 식품, 유제품, 설탕, 트랜스지방산, 농약을 친 것, 유전자 변형을 한 것 등 자신에게 건강하지 못하다고 생각하는 식품을 극단적으로 피하는 사람들입니다. 얄궂게도 이러한 '건강 오타쿠'일수록 건강하지 않은 경우도 있습니다.

또한 다이어트를 위해 결식(하루에 1~2회 정도밖에 식사를 하지 않는다)을 하는 것도 식물섬유 섭취 부족을 초래해 결과적으로 만성적 변비를 유발합니다. 일본인은 하루 3끼 식물섬유 섭취량이 약 14g/일이라고 되어 있지만 2끼 식사를 하면 약 10g/일 정도까지 감소한다고 합니다.

반대로 대장 운동이 저하되었음에도 불구하고 극단적인 '매크로바이오틱(macrobiotic, 현미, 야채 등 중심의 식생활)'을 실천하여 식물섬유를 과다 섭취하게 되고 그로인해 변비가 되어 배변 상황이 악화되는 사람도 있습니다.

3. 어떤 식사 스타일이 건강할까?

이렇듯 최근 여러 가지 식사 스타일이 제안되고 있지만 동시에 임상데이터의 해석도 진행되고 있습니다. 효과가 있는, 즉 '증거(과학적으로 증명 된)'가 있는 질환에 대해 정리해 보겠습니다.

• 현미채식(매크로바이오틱)	①당뇨병 ②대사증후군 ③비만
• 지중해식 식생활	①당뇨병 ②대사증후군 ③비만 ④알츠하이머 ⑤대장암 ⑥유방암 ⑦심근경색 ⑧동맥경화
• 채식주의(베지테리언)	①비만 ②당뇨병 ③대장암
• 저탄수화물 다이어트 (당질 오프 다이어트)	①당뇨병 ②대사증후군
• 저지방 다이어트 (옛 일본식에 가깝다)	①대사증후군 ②당뇨병

2012년 미국 당뇨병학회에서는 '당질 오프 다이어트'에 대해 2년여 동안 연구한 결과 '지중해식 식생활'과 동등한 유용성이 있다는 평가가 발표되었습니다. 단 시대에 따라 평가는 변하기 때문에 주의가 필요합니다.

4. 다이어트에 가장 효과적인 것은?

어떤 식사 스타일이 가장 다이어트에 효과적일까? 그에 대한 연구 성과를 여기서 소개하겠습니다. 다음은 이스라엘의 샤이 박사팀이 ①저지방 다이어트, ②지중해식 다이어트(지중해식 식생활), ③저탄수화물 다이어트(당질 오프 다이어트)에 대해 비교 검증한 연구 결과입니다.

중등도(평균BMI값 31%)의 비만환자 322명(남성 86%, 평균 연령 52세)을 대상으로 각각의 다이어트법을 2년(최종적으로는 6년)이라는 장기간에 걸쳐 도전했습니다. 그리고 체중의 변화, 혈당치, 콜레스테롤 수치의 변화를 추적하여 각 다이어트를 비교 분석하였습니다.

결과는 어땠을까요? 샤이 박사팀이 연구한 2년 동안의 데이터입니다

	평균체중 감소량	지속률
저지방 다이어트	3.3kg	90%
지중해식 다이어트	4.6kg	85%
저탄수화물 다이어트	5.5kg	8%

이와 같이 지중해식 다이어트는 평균 체중 감소량, 지속률 모두 2번째였습니다. 이외에 BMI 수치(비만 지표의 하나인 체격지수)의 개선도는 지중해식 다이어트가 다른 두 가지보다 효과적이었습니다.

또한 지중해식 다이어트에서는 큰 폭의 악옥(low density lipoprotein, LDL. 저밀도 지방단백질) 콜레스테롤 수치의 감소와 선옥(high density lipoprotein, HDL. 고밀도 지방단백질) 콜레스테롤 수치의 상승이 확인되었습니다. HDL·LDL 콜레스테롤 수치가 크게 변화한 것은 엑스트라 버진 올리브오일이나 야채, 과일(식물섬유)의 효과라고 할 수 있겠습니다.

나아가 지중해식 다이어트에서는 혈당치의 개선이 3가지 다이어트 중에서

가장 좋았습니다.

식사내용 조사에서는 최종적으로 지중해식 다이어트를 실시한 그룹이 가장 많은 양의 식물섬유를 섭취하고 있었으며, 이 그룹에서는 일가불포화지방산(오레인산 등)과 포화지방산의 비율도 최대인 것을 알 수 있었습니다.

이상과 같은 연구 결과를 통해 지중해식 다이어트는 비만, 대사증후군 예방에 효과적인 식사라는 것이 판명되었습니다. 게다가 대장암 예방으로도 이어진다고 합니다.

3가지 중 조사기간 과정에서 탈락자가 비교적 적었던 것도 지중해식 다이어트 였습니다. 가장 만족도가 높고 지속하기 쉬웠다는 것이 그 이유이며, 어떤 의미로는 가장 중요한 점이라고도 할 수 있겠습니다.

샤이 박사팀은 이 비교 검증을 바탕으로 2008년 『뉴 인그라운드 저널 오브 메디슨』지에 지중해식 다이어트가 대사증후군 등에 대해 유효하다는 것을 보고하여 화제가 되었습니다.

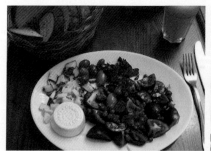
사진 11. 지중해식 식단9)

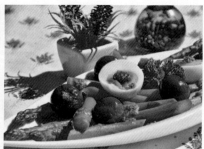
사진 12. 저탄수화물 식단10)

2013년이 되어 그 4년 후의 데이터, 즉 장기간에 걸친 경과 관찰 효과가 동지에 발표되었습니다. 거기에서는 4년 간의 추적조사(합계 6년간에 걸친 조사)가 있었던

---

9) 과일과 채소, 올리브오일, 견과류, 통곡물, 콩류 등 식물성 식품을 넉넉하게 먹는 지중해식 식단
10) 탄수화물 섭취를 제한하는 저탄수화물 식단

259명에 대한 해석이 이루어져 있었는데, 저지방 다이어트에서는 0.6kg의 체중 감소, 지중해식 다이어트에서는 3.1kg의 체중 감소, 저탄수화물 다이어트에서는 1.7kg의 체중 감소가 있어 즉 지중해식 다이어트의 감량 효과가 높다는 보고였습니다.

이상과 같은 결과를 근거로 2013년 미국 당뇨병학회에서는 저탄수화물 다이어트(당질 제한식)와 함께 지중해식 다이어트가 비만인 사람의 단기간 체중감량에 효과가 있을지도 모른다고 하고 있습니다(단 총 에너지 섭취량의 적정화를 우선해야 한다고 명시했습니다).

5. 장에도 좋은 지중해식 식생활

장내 환경을 좋게 한다는 점에 의해서도 지중해식 식생활은 좋습니다. 뿐만 아니라 지중해식 식생활 지역(표 2에 따르면 남유럽 지역은 북유럽 지역보다도 궤양성대장염, 크론병의 발병률이 낮은 수치였다)에서는 궤양성대장염 등의 발병이 적었습니다. 이것은 식물섬유나 올리브오일을 많이 섭취하고 육류, 유제품을 적게 섭취하는 것과 관련이 있다고 보입니다.

표 2. 유럽에서의 궤양성대장염·크론병 연간 발생률(인구 10만 대비)

궤양성대장염(1980~90년대)	
북부	남부
아이슬란드(Rey Kajavik) 24.4	이탈리아(Milano) 7.0
노르웨이(Oslo) 15.6	이탈리아(Palermo, Sicily) 8.0
덴마크(Copenhagen) 10.0	이탈리아(Reggio—Emtlla) 7.5
아일랜드(Dublin) 14.8	북서부 스페인(Vigo) 7.0
영국 비이민(Leicester) 9.2	북동부 스페인(Broga) 5.5
영국 이민 15.1	북서부 포르투갈(Almada) 1.7
네덜란드(Mastyicht) 5.6	그리스(Herakion,Creta) 6.6
	이탈리아(Florence) 8.1

| 크론병(1980~90년대) ||
북부	남부
아이슬란드(Rey Kajavik) 8.2	이탈리아(Milano-Varse) 3.2
노르웨이(Oslo) 6.9	이탈리아(Crema-Cremans) 2.7
덴마크(Copenhagen) 6.6	이탈리아(Reggio-Emtlla) 4.0
아일랜드(Dublin) 5.9	이탈리아(Florence) 2.7
영국 비이민(Leicester) 3.2	북서부 스페인(Vigo) 4.8
영국 이민 4.7	북서부 스페인(Sabadell) 4.9
네덜란드(Mastyicht) 7.7	북서부 포르투갈(Brapae) 3.7
북서부 프랑스(Amtens) 8.1	북서부 그리스(Ioanta) 1.0
독일(Esgen) 3.5	남부 포르투갈(Almada) 2.3
	그리스(Herakion, Creta) 3.9
	이탈리아(Palermo,Sicily) 5.8

출처 : (EC_IBD).Gut 39, 690-697, 1996

이에 비해 저탄수화물 다이어트법은 장 건강이라는 관점에서 보면 추천하기 어렵습니다.

그 이유는 제1장에서도 언급했지만 이 다이어트법은 식물섬유의 섭취량이 극단적으로 부족해져 변비를 일으키기 때문입니다. 탄수화물 중에서도 단 기호품을 다이어트를 위해 피하는 것은 좋지만 일본에서는 탄수화물이라고 하면 밥이나 빵 등의 주식 또는 감자류 등이 해당됩니다. 이것은 몸의 에너지원임과 동시에 귀중한 식물섬유 섭취원입니다.

또한 저탄수화물 다이어트를 하고 있는 사람들은 대부분 아침식사를 하지 않습니다. 이것도 변비를 조장하는 큰 원인입니다.

6. '지중해식 일식'이 최강 건강식이다

지금까지의 설명을 통해 지중해식 식생활을 왜 건강식으로 추천하는지 이해하셨을 것입니다. 지중해식 식생활은 현재 안티에이징의 주류가 되고 있는 ①산화 스트레스, ②칼로리 제한을 해결하고 있으며 과식을 억제하고 나아가서는 다이어트 후의 요요현상이 적다는 것도 증명되었습니다.

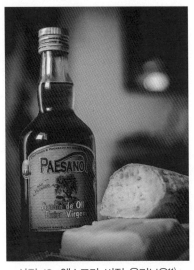

사진 13. 엑스트라 버진 올리브유[11]

지중해식 식생활에서는 엑스트라 버진 올리브오일(이하 EXV 올리브오일이라고 줄임), 곡류, 야채, 과일, 생선 등을 주체로 섭취하지만 이 식재료들을 자세히 보면 쌀 등의 곡물, 야채, 생선 등을 메인으로 하는 일식과 닮았다는 것을 알 수 있습니다.

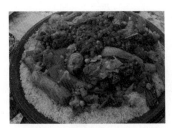

사진 14. 쿠스쿠스(couscous)[12]

유일한 차이는 EXV 올리브오일을 사용하는가 그렇지 않은가의 차이입니다. 종래의 일본인이 섭취해 온 일식(가정식)에 EXV 올리브오일을 더한 '지중해식 일식'이야말로 건강을 지켜주는 식사인 것입니다. 목표는 식물섬유가 풍부하고 EXV 올리브오일을 능숙하게 도입한 일식(가정식)입니다.

---

11) 열이 가해지지 않은 채로 첨가물 없이 순수하게 생산된 올리브유
12) 세몰리나(semolina)에 수분을 가해 만든 좁쌀 모양의 파스타로 여기에 고기나 채소 스튜를 곁들여 먹는 북아프리카의 전통 요리

그림 4. 지중해식 식생활 피라미드

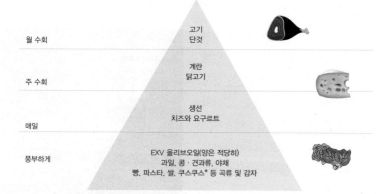

월 수회	고기 단것
주 수회	계란 닭고기
매일	생선 치즈와 요구르트
풍부하게	EXV 올리브오일(양은 적당히) 과일, 콩 · 견과류, 야채 빵, 파스타, 쌀, 쿠스쿠스* 등 곡류 및 감자

출처 : '지중해식 식사에 관한 국제회의'
*couscous 북아프리카 요리의 하나. 밀개떡을 채소나 양고기 스튜와 함께 먹음

그림 5. 지중해식 일식 피라미드

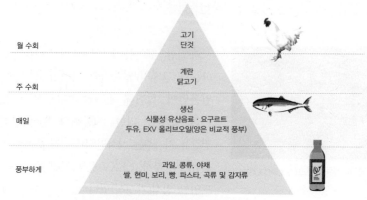

월 수회	고기 단것
주 수회	계란 닭고기
매일	생선 식물성 유산음료 · 요구르트 두유, EXV 올리브오일(양은 비교적 풍부)
풍부하게	과일, 콩류, 야채 쌀, 현미, 보리, 빵, 파스타, 곡류 및 감자류

출처 : 그림 4를 바탕으로 저자가 작성

지중해식 일식은 이미지를 떠올리기 힘들 것 같아 요점을 정리하였습니다.

🍴 어패류와 야채를 풍부하게 섭취한다(호일구이로 야채를 풍부하게)

이중 호일 위에 양파, 피망 등을 얇게 썰어 올리고 연어나 흰 살 생선을 올려 화이트 와인과 소량의 EXV 올리브오일을 뿌립니다. 호일의 입구를 단단히 막고 프라이팬에 넣고 물 100ml를 넣고 뚜껑을 닫아 강한 불에서 찝니다. 일본인이 좋아하는 생선 석쇠구이보다도 EXV 올리브오일을 사용한 생선 호일구이로 하면 됩니다. 이외에도 양배추, 소송채, 시금치, 당근 등도 좋고, 또 팽이버섯, 표고버섯 등의 버섯종류도 좋습니다. 고기의 경우에는 담백한 닭 가슴살이 좋습니다.

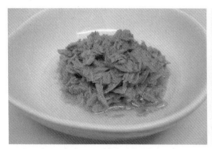
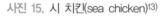
사진 15. 시 치킨(sea chicken)[13]

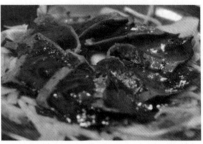
사진 16. 카르파초(carpaccio)[14]

편의점 음식에서는 시 치킨(sea chicken: 다랑어나 가다랑어를 샐러드유에 담근 통조림)이나 닭 가슴살 통조림에 EXV 올리브오일과 후추를 뿌리면 맛있게 먹을 수 있습니다.

---

13) 다랑어나 가다랑어를 샐러드유에 담근 통조림
14) 신선한 날 소고기 Filet를 얇게 썬 이탈리아 음식

🍴 EXV 올리브오일을 풍부하게 섭취한다(구운 것에 EXV 올리브오일을 두른다)

소금·후추로 간하여 흰 살 생선이나 닭 가슴살을 석쇠로 굽습니다. 파프리카나 버섯류 등을 함께 구워도 좋습니다. 다 구워지면 취향에 따라 허브를 첨가하거나 레몬과 EXV 올리브오일을 둘러줍니다. 간단하면서도 맛있는 석쇠구이입니다. 허브나 레몬을 사용함으로써 일식에 많은 염분이 감량됩니다.

🍴 날생선을 섭취한다(카르파초)

붉은 살 생선인 참치나 흰 살 생선에 소금·후추를 치고 EXV 올리브오일을 두르면 완성입니다. 취향에 따라 라임이나 레몬즙을 뿌립니다. 카르파초는 식재료의 선택이 중요하며 다랑어의 지방이 많은 부분이나 잿방어, 연어 등 지방이 많은 생선이 아닌 담백한 생선회를 사용하면 좋습니다. 등 푸른 생선도 추천합니다.

🍴 곡물(주식)을 잘 섭취한다(빵에는 EXV 올리브오일을 곁들인다)

아침식사로 빵을 먹는 사람들이 많고 마가린을 바르는 사람들이 대부분입니다. 여기서 리놀산이 많은 마가린을 EXV 올리브오일로 바꾸면 됩니다. 빵을 고를 때는 버터 등이 많이 들어간 부드러운 반죽의 빵보다 호밀빵이나 밀빵이 좋습니다. 조금 퍼석퍼석하다 싶으면 좋은 품질의 EXV 올리브오일을 살짝 찍어 먹으면 맛있어 집니다.

🍴 단백질을 잘 섭취하는 법(히야얏코를 이탈리아식으로 어레인지)

히야얏코에 EXV 올리브오일을 뿌려 먹으면 평범한 일식이 이탈리안 전채 요리로 탈바꿈합니다. 김치나 바질소스 등을 더해도 좋습니다. 두부는 단백질이 풍부하고 지방질이 적어 매일 먹어도 좋은 식재료입니다.

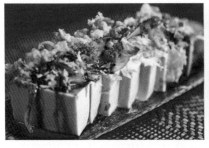
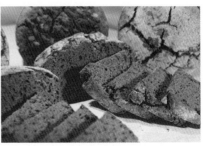

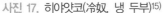
사진 17. 히야얏코(冷奴, 냉 두부)15)　　　사진 18. 호밀빵(rye bread)16)

🍴 육류, 생선류 섭취 방법
(찐 야채나 고기, 생선에 EXV 올리브오일이 들어간 국물을 더한다)

지방이 적은 조리법이라고 하면 역시 찜요리입니다. 그렇다고 해도 기름이 전혀 없으면 뭔가 부족한 느낌이 들기 때문에 그럴 때는 EXV 올리브오일을 섞으면 좋습니다. 예를 들면 논오일 드레싱에 EXV 올리브오일, 폰즈에 EXV 올리브오일, 초된장에 EXV 올리브오일을 넣는 등 조금만 연구해도 만족도가 올라갑니다.

이상과 같은 내용은 가정식(이른바 일식)에도 응용할 수 있는 내용입니다. 지중해식 일식이란 가정식에 EXV 올리브오일을 요령 있게 넣어 맛있고 건강하게 먹는 방법이라고도 할 수 있습니다.

일본인의 가정식(일식) 중에 많은 맛을 차지하는 달고 짠맛을 낼 때 설탕 대신 올리고당을 사용하면 좋습니다. 후술과 같이 올리고당은 소장에서 흡수되기 어렵고 혈당치가 잘 올라가지 않습니다.

---

15) 두부 위에 고명과 양념을 얹어 차게 먹는 일본 음식
16) 호밀을 주원료로 한, 반죽이 꽉 차 있고 묵직한 특징을 가진 독일의 전통적인 빵

칼럼 2. 엑스트라 버진 올리브오일의 힘

EXV 올리브오일은 2005년 스페인에서 개최된 국제회의장에서 건강작용이 인정되었습니다. 그 포인트는 아래의 8가지입니다.

① 에이징이 선진국에서 큰 관심을 불러일으키는 것은 에이징과 함께 죽상동맥경화증, 파킨슨병, 알츠하이머, 혈관성 치매, 인식 저하, 당뇨병 및 암과 같은 질병에 많은 사람들이 관련되어 있기 때문입니다.
② 지중해식 식생활(EXV 올리브오일을 많이 섭취)이 심장혈관계 질환의 위험을 저하시킨다는 사실은 역학연구가 시사하고 있습니다.
③ EXV 올리브오일을 많이 섭취하는 지중해식 식사는 리포단백질 조성, 혈압, 당대사 및 항혈전 상황 등 주요 심장혈관계 위험인자를 개선시킵니다.
   혈관내피기능(전신 혈관의 최내층에 있는 세포의 작용으로 저하되면 동맥경화를 유발합니다), 염증 및 산화스트레스도 좋은 쪽으로 조절됩니다. 이러한 증상의 예방에 EXV 올리브오일의 미량성분(폴리페놀 등)이 유효하다는 것이 판명되었습니다. 때문에 지중해식 식생활에 EXV 올리브오일을 더해야 하는 것입니다.
④ 일가불포화지방산(오레인산 등)의 섭취는 에이징 관련, 예를 들어 인식저하 및 알츠하이머 예방작용이 있다는 사실이 연구에서 입증되고 있습니다(EXV 올리브오일에 함유된 폴리페놀의 일종인 올레오칸탈이 알츠하이머 예방에 유용하다는 사실도 드러났습니다).
⑤ EXV 올리브오일의 미량구성성분은 인체에 흡수되어 항산화성 및 내피기능을 개선합니다. 나아가 미량구성성분은 항혈전작용을 합니다.
⑥ 전형적인 지중해식 식생활인 스페인, 그리스 및 이탈리아 등에서는 EXV 올리브오일이 식사에서 주된 지방원이며, 암 발생률, 염증성장질환(궤양성대장염 및 크론병 등)의 발생률 등이 북유럽국가들보다도 낮았습니다.
⑦ EXV 올리브오일의 보호 작용은 수십 년에 걸쳐 중요한 작용을 하기 때문에 사춘기 전부터 섭취를 시작하여 일생동안 유지해야합니다.
⑧ EXV 올리브오일을 기본으로 하는 지중해식 식생활이 건강한 에이징과 수명의 연장을 양립시킨다는 사실이 최근의 연구에서 일치하여 뒷받침되고 있습니다.

출처: 2005년, 스페인, Reind Sofia 대학병원의 F.P.Jimenez팀에 의해 Eur.J.Clin.Invest지에 기고된 기사를 바탕으로 요약

MEMO

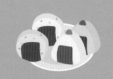

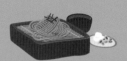

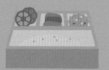

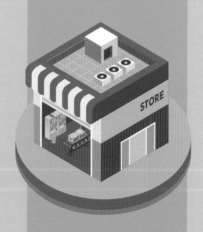

간단한 더하기 법칙·
빼기 법칙!

전 장에서는 '지중해식 일식'이 목표로 해야 할 이상적인 식사 스타일이라고 했습니다.

그렇지만 '간편하게'라는 콘셉트에 이끌려 이 책을 읽고 계신 여러분에게는 조금 버거울지도 모르겠습니다. 저의 환자분들 중에서도 편의점 음식, 패스트푸드, 스낵 과자 등을 찾는 분들이 상당히 많은데 혹시 독자 여러분도 비슷한 상황이신가요?

그런 분들이야말로 '손쉬운 건강'을 얻기 위한 방법으로 본 장에서 소개하는 '더하기 법칙·빼기 법칙'을 활용하면 좋을 것 같습니다.

1. 편의점 음식을 연구해 건강해진 A씨

우선은 편의점 음식으로 건강이 나빠졌었지만 식습관에 살짝 연구를 더한 것 만으로 순식간에 건강해진 A씨의 사례를 소개하겠습니다.

현재의 건강상태와 식습관

60대 남성인 A씨는 내원 시 170cm, 65kg으로 표준 체형이었습니다만, 이전에는 체중이 5~10kg 이상 더 나갔고 경도의 당뇨병을 진단받았습니다. 그러던 중 당질 오프를 하자 당뇨병이 나았다는 책을 읽고 곧바로 실천에 옮겼습니다.

아침에는 홍차 1잔. 점심에는 탄수화물, 주식은 전혀 먹지 않고 편의점에서 닭튀김 등의 고기류나 치즈, 야채 등을 사서 먹었습니다. 그리고 배가 고프면 또 편의점에서 간식으로 아몬드 등의 견과류를 섭취, 저녁에는 고기구이, 생선구이 등이나 야채볶음과 물을 탄 위스키 2~3잔 등을 섭취했습니다. 이 식습관을 반년 이상 계속했더니 78kg 이었던 체중이 65kg까지 감량되었습니다.

하지만 그와 동시에 배변은 1~2일에 한번, 변비가 조금 생기고 복부팽만감과 잔변감 으로 고민하게 되었습니다.

👉 **문제점**

A씨의 식사 스타일을 보면 음식에 대한 편식이 존재하고, 게다가 편의점이 중요한 포인트라는 것을 알 수 있습니다.

A씨의 식사 스타일에서 대폭 감소한 것은 무엇일까요?

그것은 바로 식물섬유입니다.

☝ **개선 포인트**

그래서 식물섬유를 늘릴 수 있는 방법을 알려드렸습니다. 혈당치를 유지하고 싶다는 의향도 있어 우선은 아침식사로 바나나 1/2개를 더한 (저·무지방)요구르트, 점심식사로 편의점 파스타 1/2에 오뎅의 실곤약을 더한 것을 섭취할 것, 그리고 닭튀김은 튀김옷을 빼고 닭고기만 먹을 것. 저녁은 고기구이는 피하고 오뎅 등을 섭취할 것. 또한 식물섬유가 부족하다고 느낄 때는 수용성 식물섬유인 화이브 미니를 1병 마시도록 권했습니다.

여기에서의 포인트는 본 장의 테마인 '더하기 법칙·빼기 법칙'에 따라 파스타의 양을 줄이고 실곤약을 조금 더하는 것으로 건강하게 변화시킨 것입니다.

👍 **결과**

체중 및 혈당치는 소폭 변화, 배변 곤란은 개선.

A씨와 같은 당질 오프·다이어트 결과 배변으로 고민하는 타입이 최근 많이 증가한 것 같습니다. 모처럼 혈당치가 좋아져도 장의 컨디션이 나쁘면 좋지 않겠죠?

A씨와 같은 분은 편의점 음식을 요령 있게 구성함으로써 건강을 회복시킬 수 있었습니다.

'아무리 생각해도 건강식으로는 보이지 않는 편의점 음식으로 실은 손쉽게 건강해 질 수 있다'라는 사실에 대해 실감하셨으리라 생각합니다.

CHAPTER 03

2. 더하기·빼기 법칙으로 '나쁜 음식'이 '좋은 음식'으로

현재 편의점 음식을 보면 대부분이 칼로리양, 염분량, 탄수화물량, 지방량의 데이터가 표시되어 있습니다. 이들을 합산하면 편의점 음식으로 어느 정도의 에너지양을 섭취하고 있는지 알 수 있습니다. 병을 예방하기 위해 우선은 표시를 여러 번 보면서 하루에 먹는 양을 기록하십시오.

그 후의 단계는 편의점 음식을 어떻게 이용하여 맛있게 먹고 건강해질까를 생각해야 합니다.

그렇다면 어떻게 해야 편의점 음식이 건강하면서 맛있어질까요? 제가 주장하는 것은 '더하기·빼기 법칙'입니다.

A	**스트레이트 타입** 편의점 음식을 그대로 먹는다. ex : 소금 주먹밥, 보리밥. 자루소바, 오뎅 등
B	**더하기 법칙** 편의점 음식에 다른 것을 더해 건강함을 더한다. ex : 각종 스프, 된장국 등
C	**빼기 법칙** 편의점 음식에서 어떠한 것을 빼서 건강함을 더한다. ex : 도시락 등
D	**더하기 법칙+빼기 법칙** 편의점 음식에서 어떤 것을 빼고 다른 것을 더해 건강함을 더한다. 예 : 각종 파스타 등

이 '더하기·빼기 법칙'은 누구나 간단하게 할 수 있고, 맛있고 건강한 음식을 더하거나 빼면 되는 아주 간편한 방법입니다.

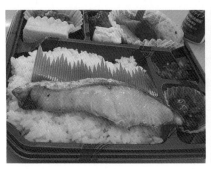

사진 19. 편의점 연어 도시락

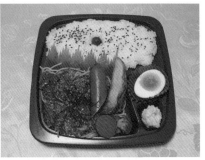

사진 20. 편의점 소고기 도시락

3. 더하기·빼기 법칙의 실제 사례

도시락에서 가장 많이 차지하고 있는 것은 흰 쌀밥입니다. 옛날부터 밥을 남겨서 칼로리 제한을 하는 사람들은 꽤 있었습니다. 하지만, 요즘 도시락에는 칼로리양이 표시되어 있기 때문에 남은 밥의 칼로리양을 알면 빼기로 섭취한 칼로리양을 알 수 있습니다(남은 밥의 칼로리양을 확인하는 방법은 제가 고안한 '원컵(One-cup)법'을 추천합니다. 자세한 것은 제5장을 참조).

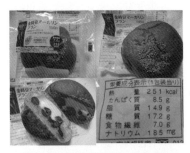

사진 21. 편의점 빵에 적힌 성분표

밥을 일부 남겨 포만감을 느낄 수 없을 경우에는 인스턴트 된장국에 실곤약 20g 전후를 넣어 먹으면 만족감을 얻을 수 있습니다.

또한 호시소바(삶음)라면은 200ml 컵 110g 당 에너지양 125kcal, 식물섬유 1.7g,

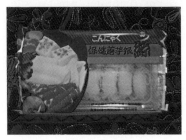

사진 22. 실곤약

스파게티(삶음)라면은 200ml 컵 120g 당 에너지양 179kcal, 식물섬유량 1.8g이 됩니다.

소바나 스파게티도 일부를 실곤약으로 대체하면 그만큼 에너지양이 감소하고 식물 섬유량이 증가하게 됩니다. 그러므로 실곤약이 떨어지지 않게 냉장고에 준비해 두면 좋습니다.

사례 01 마쿠노우치 도시락

① 소금연어 20g ② 햄버그 스테이크 45g ③ 비엔나소시지 9g
④ 고로케 28g ⑤ 계란말이 15g ⑥ 톳조림 10g ⑦ 절임 3g
⑧ 밥 250g

• 에너지양을 내리는 방법(빼기 법칙)
 혈당치가 높고, 중성지방이 높은 사람은
 혈당치나 중성지방을 올리는 탄수화물을
 중심으로 제한합니다.
– 밥을 1/3 남긴다 → 138kcal
– 밥을 1/4 남긴다 → 103kcal
– 고로케를 남긴다 → 56kcal

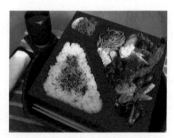

사진 23. 마쿠노우치(幕の内)[17]

튀김은 대부분 샐러드유 등으로 튀기기 때문에 자신도 모르는 사이에 리놀산을 과잉 섭취할 가능성이 있습니다. 때문에 고로케 등을 피합니다. 배가 고픈 사람은 오뎅의 실곤약이나 곤약, 무 등을 추가하여 먹으면 좋을 것 같습니다.

17) 도시락 연극 막간에 먹는 도시락, 최근에는 편의점이나 역 등에서 판매

사례 **02**

햄버그 스테이크 도시락

• 에너지양을 내리는 방법(빼기 법칙)

① 스파게티나 밥을 남긴다

혈당치가 높고, 중성지방이 높은 사람은 혈당치나 중성지방을 올리는 탄수화물을 중심으로 제한합니다.

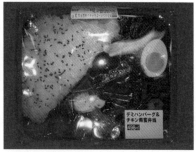

– 스파게티를 남기고 밥을 1/3 남긴다 → 185kcal 감소

사진 24. 편의점 햄버그 스테이크 도시락

– 스파게티를 남기고 밥을 1/2 남긴다 → 246kcal 감소

– 스파게티에 실곤약 20g을 섞고 밥을 전부 남긴다 → 365kcal 감소

② 고기 반찬을 줄인다

생활습관병의 예방은 필요하지만 밥을 먹고 싶은 사람은 동물성지방의 고기 반찬을 중심으로 남깁니다.

– 햄버그를 1/3 남긴다 → 71kcal 감소

– 햄버그를 1/2 남긴다 → 109kcal 감소

③ 염분을 감소시키는 방법

– 염분이 많은 반찬을 조금씩 남긴다

– 햄버그를 1/2 남긴다

– 스파게티를 모두, 햄버그를 1/3 남긴다

사례 **03**

구운 토마토와 시금치 파스타(더하기 법칙)

열량 404kcal, 단백질 10.1g, 지방질 10g, 탄수화물 62.0g, 나트륨 2.2g.

여기에 100g의 실곤약을 더하여 후추를 뿌리고 전자레인지로 데운 후에 적당량의 EXV 올리브오일을 더합니다.

이 식사는 실곤약을 파스타와 섞어도 전혀 위화감 없이 실곤약을 파스타와 같은 식감으로 먹을 수 있고, 게다가 실곤약 100g이 6kcal, 식물섬유량 2.9g이 되어 합계 열량 약 410kcal, 식물섬유량이 약 9.4g으로 굉장히 건강하면서도 포만감을 주는 한 끼가 됩니다. 여기에 스프와 야채샐러드를 더하면 균형 잡힌 식단이 됩니다.

4. 더하려면 이것을

제2장에서 일식에 EXV 올리브오일을 더한 '지중해식 일식'을 소개하였습니다만 이 EXV 올리브오일을 더하는 작은 수고야말로 '더하기 법칙'이라고 할 수 있습니다. 이 장에서는 그 외에 어떤 건강한 '더하기'가 있는지 구체적인 예를 소개하겠습니다.

현대 일본인은 세계 각국에서 여러 가지 식재료를 비교적 간단하게 손에 넣을 수 있습니다. 편의점에서도 대부분의 것을 구할 수 있습니다. 가끔 편의점에서 구할 수 없는 것도 있지만 미리 대형마트 등에서 구입하여 준비해 두면 좋습니다.

• 실곤약

앞서 몇 번이나 예를 들었듯이 실곤약을 편의점 음식에 잘 응용하면 칼로리 제한이 가능해집니다.

곤약이나 실곤약은 칼로리가 낮은 것에 비해 식물섬유를 풍부하게 함유한 건강식품입니다.

곤약이나 실곤약의 주원료는 구약감자입니다. 구약감자에는 식물섬유인 글루코만난(곤약만난)이 많이 함유되어 있습니다. 글루코만난은 사람의 소화효소로 소화할 수 없고 더욱이 위 안에서 수분을 흡수하여 몇 십 배나 팽창하기 때문에 포만감을 일으켜 다이어트에 최적이라고 알려져 있습니다. 또한 배변력을 높이거나 혈당치 상승을 억제한다는 효과도 알려져 있습니다.

또한 글루코만난이란 구약감자에 함유된 수용성 중성다당으로 글루코스와 마노스가 약 2대 3의 비율로 결합되어 있다고 합니다. 글루코만난이 곤약이 되는 과정에서 주로 불용성식물섬유의 성질을 가지게 되지만 수용성식물섬유의 성질도 가지고 있습니다.

비록 한때 곤약젤리가 목에 걸리는 사고가 문제가 되었습니다만, 이러한 사고를 예방하기 위해 실곤약을 가위로 잘게 잘라 여러 가지 식재료에 넣어 조리하면 효과적으로 사용할 수 있을 것입니다.

또한 실곤약을 데친 뒤 EXV 올리브오일을 첨가하여 파스타처럼 이용하거나 야채와 같이 볶는 등 의식해서 먹으면 식물섬유 섭취량이 올라가 장 건강에 도움이 됩니다. 최근 이탈리아에서는 실곤약이 '단(禪)파스타'라는 이름의 다이어트식으로 유행하기 시작했다고 합니다.

• 발사믹 식초

발사믹 식초는 '조미료의 캐비어'라는 별명으로도 불리며 몇 방울만으로도 요리의 맛이 확 살아납니다. 또한 산미가 부드럽기 때문에 일식과의 궁합도 아주 좋습니다.

품과 시간을 들여 만들어지는 전통적인 발사믹 식초를 제조하기 위해서는 우선 포도를 짜서 그 과즙이 반으로 줄 때까지

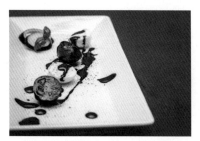

사진 25. 발사믹 식초를 뿌린 샐러드

조리고, 그 후 나무통으로 옮겨 장기간 숙성시킵니다. 이때 오크나무(참나무)통, 밤나무통, 벗나무통, 물푸레나무통, 뽕나무통의 순서로 옮겨 담음으로써 향이 좋고 다채로운 풍미가 탄생합니다. 숙성기간이 길면 길수록 맛과 향이 좋아져

가격도 높아집니다.

식초의 신 성분인 초산은 침이나 위액을 분비시켜 소화를 촉진하고 영양을 부드럽게 흡수시킨다는 사실이 증명되고 있습니다. 피로회복이나 대사촉진 등도 기대할 수 있습니다.

이것을 과학적으로 설명해 보겠습니다. 발사믹 식초의 주성분인 초산은 체내에서 구연산으로 변화합니다. 이 구연산은 피로의 원인인 유산을 분해하여 새로운 에너지를 만들어내 피로감을 제거하는 작용을 합니다. 그래서 발사믹 식초 몇 방울을 따뜻한 물에 넣어 섞으면 즉석 피로회복제가 완성됩니다. 올리고당이나 꿀을 첨가하면 피로회복 효과가 더 커집니다.

발사믹 식초는 EXV 올리브오일과의 궁합도 아주 좋습니다. 편의점 샐러드에 적당량의 EXV 올리브오일과 발사믹 식초 몇 방울을 더하면 그것만으로 순한 맛의 드레싱이 됩니다.

EXV 올리브오일과 발사믹 식초를 섞어 식빵이나 프랑스빵에 찍어 먹거나 적당량을 바닐라 아이스크림이나 과일 샐러드에 뿌리면 산뜻하고 맛있게 먹을 수 있습니다. 초산에는 위 운동을 활발하게 하는 작용이 있으므로 식욕이 없을 때에도 추천합니다.

• 현미 후레이크

정제하지 않은 현미는 백미보다 칼륨, 칼슘, 마그네슘, 비타민B1, 비타민E, 식물섬유 등의 성분이 풍부하게 함유되어 있습니다. 이 현미를 가열 조리하여 건조시킨 것이 현미 후레이크입니다. 현미가 몸에 좋다는 것은 알고 있지만 집에서 조리하는 것이 조금 번거롭다는 분들도 손쉽게 현미의 영양소를 섭취할 수 있게 합니다. 봉지에 적당량을 나누어 담으면 휴대하기도 편하고 외출 시에도 간편하게 영양 보충을 할 수 있습니다.

현미 후레이크를 분말타입이나 통조림 콘포타쥬 스프, 미네스트로네 스프, 요구르트 등에 더하면 바삭바삭한 식감이 포인트가 되고 더불어 식물섬유도 섭취할 수 있습니다. 식물섬유가 풍부한 현미 후레이크를 먹으면 뱃속에서 천천히 소화됩니다. 잠시 배가 고플 때 간식으로도 좋습니다.

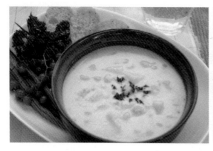

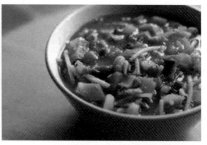

사진 26. **콘포타쥬 스프**[18]   사진 27. **미네스트로네 스프**[19]

현미 후레이크는 양배추나 양상추와 같이 불용성 식물섬유가 많은 재료입니다. 한편, 해조는 수용성 식물섬유가 비교적 많습니다. 즉 해조 샐러드에 현미 후레이크를 토핑하면 양쪽의 식물섬유를 확실하게 섭취할 수 있어 장 상태를 양호하게 유지할 수 있습니다. 이밖에도 편의점에서 판매되고 있는 오코노미야키나 파스타, 히야얏코 등에 토핑하면 의외로 맛있습니다.

이렇게 현미 후레이크는 다양한 아이템과 궁합이 좋고 게다가 이를 더함으로써 식물섬유를 증가시켜 칼슘이나 각종 비타민 종류도 보충할 수 있는 뛰어난 아이템입니다.

• 올리고당

올리고당이 장에 좋다는 정보를 알고 있는 분들이 많을지도 모르겠습니다만, 구체적인 사실까지는 그다지 알려져 있지 않은 것 같습니다.

그래서 우선 기본적인 정보에 대해 정리해 보겠습니다.

---

18) 옥수수 스프
19) 이탈리아 야채스프

올리고당이란 당류의 분류상 명칭으로 Oligosaccharide가 원래의 이름입니다. 당류는 표 3에 나와 있듯이 단당류, 올리고당(소당류), 다당류로 분류됩니다. 올리고당은 글루코스, 프룩토오스, 갈락토오스와 같은 단당류가 2~10개 결합한 것으로 그 결합수(중합도)에 따라 2당류, 3당류 등으로 구분됩니다.

표 3. 당류의 분류

분류명	물질명
단당류	자일로스, 포도당(글루코스), 과당(프룩토오스), 갈락토오스, 소르보스
올리고당(소당류)	설탕(수크로오스), 맥아당(말토오스), 유당(락토스), 팔라티노오스, 말토올리고당, 이소말토올리고당, 락툴로오스, 라피노오스
다당류	녹말, 덱스트린, 셀룰로스, 헤미셀룰로오스, 만난

자연계에서 보이는 올리고당으로는 사탕수수나 비트, 대두에 함유된 설탕, 라피노오스, 스타키오스, 유당의 락토스, 양파나 우엉, 마늘 등에 함유된 프룩토올리고당, 꿀의 팔라티노오스, 호밀에 함유된 말토오스 등입니다.

즉 여러 가지 곡류, 콩류, 야채, 과일 등에 올리고당이 함유되어 있는 것입니다.

또한 올리고당은 현재 공업적으로 생산되고 있는 것도 많이 인정받고 있습니다.

서론이 길어졌습니다만 올리고당을 「더하기」로 사용할 때는 물론 단맛을 더하고 싶은 경우입니다. 올리고당은 소장에서 흡수되지 않고 대장으로 이동하여 장내 세균의 먹이가 되어 장내 환경을 좋게 하는 데에 안성맞춤입니다.

그리고 올리고당을 섭취해도 혈당 수치나 혈중 인슐린 수치에 거의 영향을 미치지 않습니다. 따라서 홍차, 커피, 민트티 등의 단맛을 내는 데에 알맞습니다.

무당 커피나 홍차에 올리고당을 넣고 여름에는 차가운 에비앙 물에 올리고당을 넣으면 맛있게 먹을 수 있습니다.

칼럼 3. 올리고당은 정말 장과 변비에 좋은 걸까?

정장작용이 있다는 올리고당이지만 정말로 변비 환자에게 좋다는 확실한 데이터가 없기 때문에 저희 클리닉에 변비외래로 통원 중인 환자분 29명에게 협조를 구해 효과를 증명해 보았습니다. 시험식품으로는 유과 올리고당(하루에 유과 올리고당 6.2g을 2회에 걸쳐 섭취)을 섭취하도록 하였습니다.

시험은 2주간의 올리고당 섭취 제한 후 4주간 매일 섭취하도록 하였습니다. 그 결과 섭취 전 기간과 비교하여 올리고당을 섭취한 기간의 하제 복용량 및 하제 사용횟수는 통계학적으로 유의차를 보이며 명백하게 감소하였습니다(그림6).

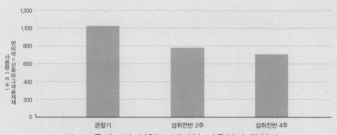

그림 6. 올리고당 섭취로 변비약 사용량이 줄었다.

만성변비증 환자 29명 대상.
올리고당은 유과 올리고당(락토스크로스)을 사용
엔스이코정당(주)·당질연구소와의 공동연구에서

변비에 걸리면 힘들기 때문에 무의식적으로 하제를 복용하여 이를 상시 사용하지 않으면 배변이 곤란해지는 만성변비증인 사람은 의외로 많습니다. 이러한 사람들 중에는 장 기능이 저하되어 있어 하제 복용을 중지하면 배변이 곤란해지는 사람도 있습니다. 또한 상시 하제복용을 망설이다 1주일에 한번 복용하여 한꺼번에 배변하는 사람도 있습니다. 이런 사람들은 하제를 복용하지 않으면 전혀 변의를 느끼지 못하는 것입니다.

배변 곤란감을 동반하는 듯한 만성변비증 환자에게 올리고당을 연일 섭취하도록 한 결과 하제복용량이나 하제복용 횟수가 명백하게 감소한 것을 바탕으로 올리고당에 의한 장내 환경 개선이 효과가 있는 것으로 드러났습니다.

* 또한 이 실험은 인체시험에 참가하는 사람을 논리적으로 보호할 것을 주장한 헬싱키선언에 따라 실시하였습니다.

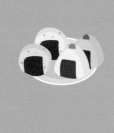

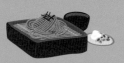

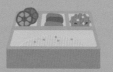

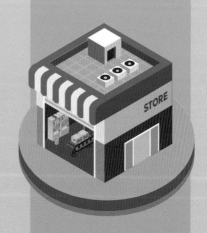

'파이버 인덱스 값'으로
저칼로리 & 식물섬유

모 TV방송에 출현했을 때의 일입니다. 여배우나 모델들의 식생활을 보고 굉장히 놀란 기억이 있습니다.

그 이유는 극단적으로 식물섬유 섭취량이 적었기 때문입니다. 일본인의 식물섬유 섭취량은 하루 평균 13~14g이라고 합니다. 하지만 그들은 대체로 5~7g으로, 만약 목표를 20g으로 설정한다면 3분의 1에서 4분의 1밖에 섭취하고 있지 않았던 것입니다.

이야기를 들어보니 다이어트를 위해 탄수화물 섭취량을 극단적으로 줄이고 있는 사람이 많았고 변비로 고생하는 사람도 많았습니다. 확실히 주식인 탄수화물이나 당질이 많은 야채나 과일 등을 줄이면 섭취 칼로리는 줄지만 이래서는 식물섬유 섭취량이 적어져 장 기능이 나빠지면서 변비가 되는 것은 뻔한 결과입니다.

1. 칼로리 섭취 과다

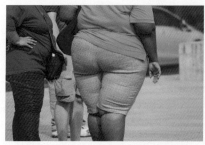

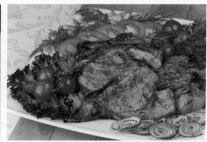

사진 28. 칼로리 과잉 섭취로 인한 비만   사진 29. 육식 중심의 식생활

이러한 여배우나 모델들이 사용한 당질 오프, 결식 등의 다이어트법을 많은 사람들이 지지한 이유는 최근 육식이나 유제품 등 동물성지방을 너무 많이 섭취하거나 칼로리를 과잉 섭취하는 것이 비만이나 대사증후군, 지질대사이상증, 당뇨병 등의 생활습관병으로 이어진다는 사실에 기인한 것입니다. 이 비만이나

대사증후군에 관련된 질병에 저의 전문 영역인 대장암이 포함돼 있다는 것을 알고 계신가요?

비만, 하복부의 지방 축적은 대장암 발증의 위험인자(참고: 2011년 세계 암연구기금 「식물과 암예방 정리」)에 포함되어 있습니다.

2. 동물성지방 과다 섭취, 어패류 섭취 감소

일본에서는 대장암에 의한 사망률이 계속 증가하고 있습니다. 대장암의 원인은 아직 밝혀지지 않았지만 최근의 연구에 의해 위험인자 등이 차례로 판명되고 있습니다.

2015년 10월 WHO의 외부조직인 국제 암 연구기관(International Agency for Research on Cancer, IARC)에서는 햄이나 소시지 등 가공육에 관하여 새롭게 "발암성이 있다"고 발표하였습니다. 소나 돼지 등 포유동물의 붉은 고기에 관해서도 "발암 가능성이 있다"고 했습니다. IARC는 각국 정부가 리스크와 영양의 밸런스를 생각한 고기 섭취 지침을 제시해야한다고 이야기하고 있습니다.

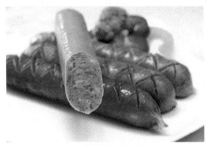

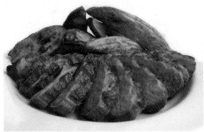

사진 30. 발암 위험이 가장 큰 가공육   사진 31. 발암 위험 두 번째인 붉은 고기

5단계의 발암성 평가에서 가공육은 리스크가 가장 큰 '그룹 1', 붉은 고기는 2번째인 '그룹 2A'로 분류되어 있습니다. 가공육에 관해서는 매일 먹는 양이 50g 증가할 때마다 대장암이 될 확률이 18% 상승한다고 합니다. 붉은 고기는 대장암 외에 췌장암이나 전립선암을 일으킬 위험성이 인정되고 있습니다. 이러한 데이터는 2009년에 제시된 내용보다도 한 걸음 더 나아간 것입니다.

3. 붉은 고기는 왜 장에 안 좋은 걸까?

붉은 고기란 소고기나 돼지고기 중에서 지방이 적은 넓적다리살 등의 부위로 닭고기는 제외됩니다. 붉은 고기가 암의 위험이 되는 이유로는 다음의 두 가지를 들 수 있습니다.

① 고기에는 지방질, 그 중에서도 콜레스테롤 수치를 상승시키는 포화지방산이 다량 포함돼 있어서 많이 섭취하면 비만 등으로 인한 대사증후군이 유발되기 때문입니다. 비만은 대장암의 위험인자 중 하나로 꼽히고 있습니다.
② 붉은 고기에 많이 함유된 철분의 문제. 즉, 철분과 지방질이 합쳐짐으로써 활성산소를 생산하는 철이온의 펜톤반응을 일으키기 쉬워진다고 합니다. 활성산소는 살아가는데 필요한 산소가 변화하여 생기는 물질이지만 체내에서 활성산소가 많이 발생하면 세포나 조직 등이 산화하여 손상되고 그것이 노화나 암 등의 원인이 됩니다. 붉은 고기와 같이 붉은색이 강한 고기일수록 철분이 많이 함유되어 있습니다. 이것은 생선도 마찬가지입니다.

붉은 색의 정체는 미오글로빈(myoglobin, 적색 색소를 함유한 산소 결합성의 헴단백질)이라고 하는 색소 단백질에 의한 것이며, 여기에는 철이 함유되어 있습니다. 미오글로빈은 근육 내에 존재하여 산소를 세포까지 운반하는 역할을 합니다. 붉은 고기 이외에도 철분이 많이 함유돼 있어 가능한 한 피하고자 하는 식품에는 간이나 바지락, 대합 등의 조개류를 들고 있습니다. 장이나 몸 건강을 생각한다면 붉은 고기의 섭취는 가능한 한 삼가는 편이 현명합니다. 저녁식사로 일주일에 2~3회 정도씩 소량으로 먹는 것이 좋지 않을까 생각합니다만, 미국의 연구에서는 하루 80g 이하로 지정돼 있습니다(표 4).

표 4. 고기 및 어패류의 철분 함량

철분이 적은 고기		철분이 많은 고기	
식품	100g 당 철분 함량(mg)	식품	100g 당 철분 함량(mg)
닭 안심(사사미)	0.2	돼지 간	13.0
닭 가슴살(무네니쿠)	0.3	닭 간	9.0
돼지(어깨살)-비계 있음	0.5	소 간	4.0
영계	0.6	소(다리살, 어깨살)	2.7
		닭(다리살)-껍질 없음	2.1

철분이 적은 어패류		철분이 많은 어패류	
식품	100g 당 철분 함량(mg)	식품	100g 당 철분 함량(mg)
오징어	0.1	바지락 물찜(통조림)	29.7
		은어(자연산 내장, 날것)	24.0
넙치	0.1	대합조림	7.2
		꽁치구이(껍질 있음)	1.7
대구	0.2	황다랑어(날것)	2.0
가자미	0.2	가다랑어	1.9
문어	0.6	방어(구이)	2.3

출처 : 「7개정 식품성분표 2016」

야채에는 항산화작용이 있는 피토케미컬(후술)이 풍부하게 함유되어 있습니다. 이러한 이유에 의해 고기를 먹을 때는 충분한 야채를 곁들여 먹는 것이 좋습니다. 하지만 대량의 생활 산소가 발생할 경우 야채만으로는 완전하게 대처할 수 없습니다.

생활 산소에 의한 발암을 차단하기 위해서는 철분을 과잉 섭취하지 않는 것이 중요합니다.

소송채나 시금치와 같은 잎채소에도 철분이 들어 있지만 철분의 종류가 다르므로 문제없습니다. 고기나 생선, 간 등의 동물성식품에 함유된 철분은 '헴철'이라고 불리며 체내 흡수율이 20~30%나 되지만, 야채나 대두식품 등의 식물성식품에 함유된 철분은 '비헴철'이며 흡수율은 5% 정도밖에 되지 않기 때문입니다. 그래서 야채를 아무리 먹어도 철분에 의한 산화 걱정은 없다고 할 수 있습니다.

4. 야채·과일의 피토케미컬로 파워업

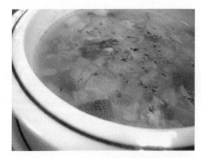

사진 32. 콘소메 스프(コンソメスープ)

저는 환자분들에게 간단하게 만들 수 있는 야채스프를 만들어 두고 매일 먹도록 권하고 있습니다. 스프의 재료로는 양파, 양배추, 당근이 사용되며, 이를 원료로 하여 콘소메스프를 만들면 좋습니다.

이 스프는 재료가 되는 야채들을 일 년 내내 구할 수 있고 맛있게 먹을 수 있으며 게다가 파워가 숨어있기 때문입니다.

그리고 야채를 파는 편의점도 있으니 꼭 한번 부담 없이 시도해 보기 바랍니다.

이 파워에는 물론 식물섬유가 함유되어 있지만 여러 가지 '피토케미컬'도 함유되어 있습니다(피토케미컬에 대해서는 나중에 자세히 설명하겠습니다).

1990년대 미국에서 암 예방작용의 관점에서 '디자이너 푸드 프로그램'이란 국가 프로젝트가 실시되었습니다. 이 프로젝트는 방대한 역학조사를 바탕으로 약 40종 이상의 식품의 항암작용을 조사한 것입니다. 이에 따르면 마늘, 양배추, 당근, 샐러리, 양파 등의 야채류에 암 예방 가능성이 내포돼 있기 때문에, 양파, 양배추, 당근으로 만든 콘소메맛 스프로 우선 배를 채워두면 다양한 질병예방으로 이어진다는 것이었습니다(이것은 혼자 사는 사람도 간단하게 만들어 둘 수 있습니다).

①	**양파** • 시스테인설폭사이드(systeinsulfoxid): 면역세포를 활성산소로부터 지킨다 • 이소티오사이아네이트(isothiocyanate): 발암 억제 작용, 면역 증강 작용, 활성화 작용 • 케르세틴(quercetin): 항산화 작용
②	**당근** • β-카로틴(β-carotene): 발암 억제, 피부 및 점막의 면역 강화 • 클로로필(chlorophyll): 발암 억제, 항산화 작용 • 리코펜(lycopene): 항산화 작용, 발암 억제 • 테르펜(terpene): 발암 유전자 억제
③	**양배추** • 아이소싸이오사이아네이트(isothiocyanate): 발암 억제, 면역 증강 작용, 활성화 작용 • 설포라판(sulforaphane): 발암 억제, 면역세포를 활성산소로부터 지킨다

그렇다면 피토케미컬이란 무엇일까요?

살아있는 야채나 과일은 비를 맞아도 쉽게 상하지 않습니다. 또한 동물이나 벌레가 먹지 않도록 독특한 향이나 쓴맛 등을 가지고 있는 것도 있습니다. 이러한 성질은 비바람 혹은 햇빛에 계속 노출되는 가혹한 환경 속에서 종의 보존을 위해 획득한 자기방어기능이라고도 합니다. 이러한 물질의 총칭을 '피토케미컬'이라고 합니다.

피토(phyto)는 그리스어로 식물을 의미하며 케미컬(chemical)은 영어로 화학을 의미합니다. 즉 피토케미컬이란 '식물이 만드는 화학물질'이라고 해석되며, 식물에 함유된 기능성 성분의 총칭이라고 할 수 있습니다. '당질 오프'를 선호하는 사람들은 당질을 함유한 야채나 과일, 곡물을 셧오프(shut off)하는 경향이 있습니다. 그러면 결과적으로 피토케미컬을 섭취하지 못하게 됩니다. 이러한 상황을 몇 년에 걸쳐 지속하면 혈당 수치는 좋아질지 모르지만 다른 질병에 걸릴 가능성이 있습니다.

피토케미컬은 수천 년 전부터 약으로 사용되어 왔다는 설도 있습니다. 예를 들면 히포크라테스는 버드나무 껍질을 감기약으로 처방하였습니다. 버드나무 껍질에는 항염증 성분인 살리신(salicin)이 함유되어 있는데 이는 후에 아스피린의 개발로 이어졌습니다. 또한 항암제인 택솔(taxol)은 주목나무에서 발견된 피토케미컬입니다. 현재 존재가 확인된 피토케미컬은 약 1,500 종류라고 합니다.

5. 피토케미컬의 3대 작용

피토케미컬은 크게 항산화 작용, 면역 증강 작용, 발암 억제 작용이라는 3가지 중요한 작용을 합니다.

① 항산화 작용

항산화작용이란 산화를 억제하고 노화의 원인이 된다고 알려진 활성산소의 독을 무해화하는 작용을 뜻합니다. 체내에 구비되어 있는 항산화력은 연령과 함께 저하되기 때문에 활성산소가 발생하는 스피드를 따라잡지 못하게 됩니다. 피토케미컬의 항산화력은 세포 중에서 발생한 활성산소로부터 신체를 지켜줍니다. 게다가 생리기능의 저하, 노화, 암, 인지증, 생활습관병 등 질병의 발증·진행 원인으로도 생각되는 활성산소를 억제하는 것은 매우 중요합니다.

표 5. 대표적인 피토케미컬과 이를 함유한 식물

피토케미컬	식물
① 폴리페놀(polyphenol)	키위, 바나나, 자몽, 망고, 포도, 오렌지, 파파야, 사과, 메론, 수박, 올리브
② 시스테인 술폭시드(systein sulfoxide)	양파, 당근
③ 안토시아닌(anthocyanin, 색소배당체)	레드와인, 자색고구마, 블루베리
④ 유황 화합물(sulfur compound)	배추
⑤ 글루코브라시신(glucobrassicin)	배추
⑥ 프로안토시아니딘(proanthocyanidin)	크랜베리

⑦ β-카로틴(β-carotene)	당근, 시금치
⑧ 카테킨(catechin)	녹차
⑨ 타닌(tannin)	녹차
⑩ 오이게놀(eugenol. 향기성분)	바나나
⑪ 리그난(lignan)	참깨
⑫ 이소티오시아네이트(isothiocyanate)	양배추, 양파
⑬ 쿠르쿠민(curcumin)	울금
⑭ 테르펜류(terpene. 쓴맛·향성분)	감귤류, 당근
⑮ 이소플라본(isoflavone)	대두
⑯ 리코펜(lycopene. 붉은색 성분)	토마토, 수박, 당근
⑰ 플라바논(flavanone)	감귤류
⑱ 테아플라빈(theaflavin)	홍차, 우롱차
⑲ 설포라판(sulforaphane)	브로콜리, 새싹, 양배추
⑳ 메틸시스테인술폭시드 (methylcysteine sulfoxide)	마늘
㉑ 알리신(allicin)	마늘
㉒ 루테인(lutein)	시금치
㉓ β-글루칸(β-glucan)	버섯류, 보리
㉔ 피토스테롤(phytosterol)	식물성 기름, 올리브오일
㉕ 사포닌(saponin)	콩류
㉖ 캡사이신(capsaicin)	고추
㉗ 진저롤(gingerol)	생강

출처: 타카하시 히로시 「암에 걸리지 않는 3가지 식습관」(소프트뱅크신쇼, 2011년)

② 면역 증강 작용

　피토케미컬의 면역 증강 작용에는 면역세포의 수를 증가시켜 운동을 활성화시키는 작용, 면역세포를 활성산소로부터 지키는 작용, 암세포를 공격하는 면역세포를 활성화하는 작용이 있다고 합니다.

③ 발암 억제 작용

피토케미컬은 암을 유발하는 활성산소에 대항하거나 면역세포를 활성화시킴으로써 항암작용을 발휘한다고 합니다.

피토케미컬은 원래 식물이 자외선이나 해충으로부터 몸을 지키기 위해 합성하는 성분으로 햇빛을 많이 받은 야채일수록 풍부하게 함유하고 있다고 여겨지고 있습니다. 피토케미컬은 식물의 세포 내에 포함된 안정된 물질이며 인간의 체내에 흡수되기 위해서는 세포막을 파괴한 후에 섭취해야합니다. 이 때문에 가열하면 보다 효과적으로 섭취할 수 있다고 합니다. 많은 피토케미컬은 열에 강하기 때문에 야채는 가열하여 섭취하는 것이 몸에 가장 좋습니다.

야채의 피토케미컬은 열이 가해짐으로써 세포막이 녹기 시작하며, 일정 시간 계속 끓이면 그 80~90%가 국물로 용출됩니다. 이렇게 만든 야채수프는 같은 야채를 사용한 생야채주스와 비교했을 때 10~100배의 항산화작용을 한다는 사실이 증명되었습니다.

예를 들어 토마토의 껍질 부분에 많이 함유된 리코펜은 피토케미컬의 일종이지만 기름에 녹기 쉬운 성질이 있어 EXV 올리브오일을 더해 가열하면 흡수하기 쉬워집니다. EXV 올리브오일, 토마토 그리고 파스타(전립분)라는 '황금의 트라이앵글'에 마늘, 바질 등을 넣어 만든 토마토소스 파스타는 피토케미컬이 풍부한 최강 메뉴라고도 할 수 있습니다.

6. 어패류의 영양소를 효율적으로 섭취하기 위해서는?

다음으로 어패류를 검증해보겠습니다.

최근 특히 젊은 층에서 어패류의 섭취량이 줄고 있습니다. 일본인은 1990년대까지만 해도 비교적 생선을 많이 섭취해 총 섭취 칼로리의 6%를 생선의 기름에서 얻었지만, 이후 감소 경향이 있어 의식적으로 섭취하지 않으면 안 됩니다. 후생

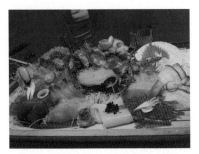

사진 33. EPA, DHA가 풍부한 생선회

노동성이 제시하는 「일본인의 식사섭취기준」 2010년 판에서는 생활습관병 예방을 위해 섭취량을 늘려야 할 바람직한 영양소로 n-3계 지방산인 EPA, DHA를 추가시켰으며, 섭취목표량은 양쪽 모두 합쳐 하루 1g 이상으로 하고 있습니다.

EPA, DHA를 생선에서 효율적으로 섭취하기 위해서는 생선회, 포일구이, 찜 등을 추천합니다. EPA나 DHA는 산화되기 쉽고 과산화지방질이 생기기 쉽기 때문에 신선할 때 먹는 것이 중요합니다. 또한 항산화작용이 강한 β-카로틴과 비타민C, 비타민E가 많이 함유된 식품과 함께 먹으면 체내에서 산화방지가 됩니다.

7. EPA, DHA의 힘

n-3계 지방산에는 EPA나 DHA 이외에 들깨기름, 아마씨유에 많이 함유된 α-리놀렌산이 있습니다. 이들은 몸의 기능에서 뺄 수 없는 것이면서 체내에서 필요량을 만들 수 없기 때문에 식물로부터 섭취해야하는 필수지방산입니다. 단, α-리놀렌산 등의 함유량이 많은 들깨기름을 섭취해도 α-리놀렌산 내의 약

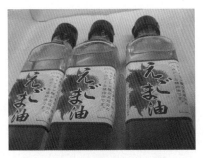

사진 34. 들깨기름(エゴマ油)

10% 정도밖에 EPA, DHA으로 변환되지 않기 때문에 그것보다 EPA, DHA 함유량이 많은 등 푸른 생선을 매일이라도 조금씩 먹는 편이 좋다고 합니다.

최근 연구에서는 EPA가 대장암 촉진을 억제한다는 사실이 밝혀졌습니다. 또한 궤양성 대장염의 염증도 억제한다고 합니다.

동물실험에서는 EPA나 DHA 등이 대장의 염증 발생을 억제한다는 것이 확인되었습니다. 게다가 생선 중심의 식생활에서는 육식 등과 비교하여 발암을 촉진하는 담즙산이 감소한다는 것도 밝혀졌습니다.

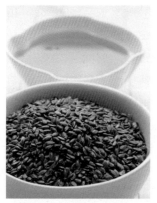

또한 심·혈관계에 대해서도 EPA, DHA는 효과적으로 작용합니다. 생선을 많이 먹는 북극지방 이누이트 족들에게서는 심근경색의 발증이 적었습니다. 이는 생선 지방에 함유된 EPA, DHA 등의 지방산이 심근경색 등의 원인이 되는 혈전을 방지한다는 사실을 알려주었습니다.

더욱이 심근경색과 같은 혈관 질환인 뇌경색의 예방에도 EPA, DHA가 작용한다는 것이 밝혀졌습니다. 2000년 10월 미국 심장학회가 발표한 「심장 혈관병에 걸리지 않기 위한 새로운 가이드

사진 35. 아마씨유(アマニ油)

라인」에서는 일주일에 2회 이상 생선을 먹는 것을 추천하고 있습니다.

8. 파이버 인덱스 값

여기까지 동물성 지방 및 칼로리의 섭취과다가 문제라는 것을 확인하였습니다. 포인트는 저칼로리이면서 식물섬유가 많은 식재료를 섭취하는 것입니다. 즉, 칼로리를 어느 정도 억제하고 포만감을 느낄 수 있는 식재료가 중요합니다. 이를 위해 소개하고 싶은 것이 '파이버 인덱스 값(이하 F·I 값)'입니다. F·I 값은 「7개정 식품성분표 2016」을 바탕으로 제가 고안한 오리지널 지표입니다.

이것은 '100g 당 열량(kcal)/식물섬유(g)'를 기준으로 산출한 식품 100g의 열량과 식물섬유량의 비율을 나타낸 것입니다. F·I 값이 낮을수록 식물섬유가 많고 저칼로리인 식재료가 됩니다.

표 6. 식물섬유 함유량과 F·I 값, S·F 값

	식품명	에너지 (kcal/100g)	식물섬유 (g/100g)	F·I 값	S·F 값
곡류·면류	정백미(밥)	168	0.3	560	
	현미	165	1.4	118	14
	2:1찰보리밥	144	1.9	75	47
	메밀국수(삶음)	132	2.0	66	25
	우동(삶음)	105	0.8	131	25
	파스타(삶음)	165	1.7	97	29
	식빵	264	2.3	115	17
	호밀빵	264	5.6	47	36
	조(정백립)	367	1.5	107	12
	피	366	4.3	85	9
	프랑스빵	279	2.7	103	44
	크로와상	448	1.8	249	50
	중화면(삶음)	149	1.3	115	38
	콘플레이크	381	2.4	159	12.5
	옥수수	350	9.0	39	7
야채	모로헤이야(삶음)	25	3.5	7.1	19
	브로콜리(삶음)	27	3.7	7.3	22
	양상추	12	1.1	10.9	22
	오이	14	1.1	12.7	18
	토마토	19	1.0	19	30
	아스파라거스(삶음)	24	2.1	11.4	24
	껍질 콩(삶음)	26	2.6	9.2	23
	풋콩(삶음)	134	4.6	29.1	11
	완두콩(삶음)	34	3.1	11.0	29
	청완두(삶음)	110	8.6	12.8	12
	오크라(삶음)	33	5.2	6.3	31
	순무(뿌리)	20	1.5	13.3	20
	호박(삶음)	60	3.6	16.7	22

	식품명	에너지 (kcal/100g)	식물섬유 (g/100g)	F·I 값	S·F 값
	콜리플라워(삶음)	26	3.2	8.1	22
	양배추	23	1.8	12.8	25
	쑥갓(삶음)	27	3.7	7.3	30
	샐러리	15	1.5	10	20
	잠두(삶음)	112	4.0	28	10
	무(삶음, 껍질제외)	18	1.7	10.6	47
	죽순(삶음)	30	3.3	9.1	12
	양파	37	1.6	23.1	41
	청경채(삶음)	12	1.5	8.0	20
	동아(삶음)	16	1.5	10.7	33
	여주	17	2.6	6.5	19
	당근(날것)	36	2.4	15	25
	당근(삶음)	36	2.8	13	33
	배추(삶음)	14	1.3	10.8	23
	초록피망(날것)	22	2.3	9.6	26
	시금치(날것)	20	2.8	7.1	25
	방울양배추(삶음)	49	5.2	9.4	25
	콩나물(삶음)	34	2.2	15.5	14
	서니 레터스	16	2.0	8.0	30
	연근(삶음)	66	2.3	28.7	9
	고구마(찜)	134	2.3	58	26
	감자(찜)	84	1.8	46.7	33
	실곤약	6	2.9	2.1	
	토란(물데침)	59	2.4	24.6	38
	야츠가시라*(물데침)	93	2.8	33.2	32
	쿠즈키리(삶음)	135	0.8	169	
종자류	아몬드	587	10.1	58.1	8
	캐슈넛	576	6.7	86	12
	호두	674	7.5	90	8

	식품명	에너지 (kcal/100g)	식물섬유 (g/100g)	F·I 값	S·F 값
	피스타치오	615	9.2	67	15
	헤이즐넛	684	7.4	92	12
	마카다미아너트	720	6.2	116	
	땅콩(건조)	562	7.4	75.9	5
과일	아보카도	187	5.3	35	32
	딸기	34	1.4	24	36
	귤	46	1.0	46	50
	올리브(피클)	145	3.3	44	6
	단감	60	1.6	38	13
	곶감	276	14.0	20	9
	키위	53	2.5	21	28
	자몽	38	0.6	63.3	33
	수박	37	0.3	123	33
	프룬(날것)	49	1.9	26	47
	프룬(건조)	235	7.2	33	47
	배	43	0.9	48	22
	여름밀감	40	1.2	33	33
	파인애플(날것)	51	1.5	34	7
	바나나	86	1.1	78	9
	포도	59	0.5	118	50
	건포도	301	4.1	73.4	29
	블루베리	49	3.3	15	15
	멜론	42	0.5	84	40
	복숭아	40	1.3	31	46
	사과(껍질제외)	57	1.4	40.7	28.6
	레몬	54	4.9	11	41
버섯류	팽이버섯(삶음)	22	4.5	5	7
	목이버섯(삶음)	13	5.2	2.5	
	표고버섯(삶음)	19	4.8	4.1	4

	식품명	에너지 (kcal/100g)	식물섬유 (g/100g)	F·I 값	S·F 값
	땅찌만가닥버섯 (날것)	12	1.9	4.2	21
	잎새버섯(삶음)	18	4.3	4.7	4
	버섯(삶음)	16	3.3	4.8	3
해조류	다시마	145	27.1	5.4	
	우무	2	0.6	3	
	한천	3	1.5	2	
	큰실말	4	1.4	2.9	
	미역(날것)	16	3.6	4	
	미역(건조)	17	5.8	2.9	

출처: 문부과학성 「일본식품표준성분표 2015년 판(7개정)」기준 「7개정 식품성분표 2016」
(여자영양대학출판부)
주: S·F값의 공백은 불용성 식물섬유와 수용성 식물섬유의 분석이 불가능하기 때문.

이 표를 보면 한천은 F·I 값이 낮다는 것을 알 수 있고 같은 식품군 중에서도 F·I 값이 낮은 것과 높은 것이 존재한다는 것을 알 수 있습니다.

예를 들어 같은 곡류라도 정백미보다 현미나 호밀빵의 F·I값이 낮고 면류에서는 우동보다도 메밀국수의 F·I 값이 낮습니다. 해조류나 버섯류와 같이 종류 불문하고 대체적으로 F·I값이 낮은 것도 있습니다.

이처럼 다양한 식품의 열량이나 식물섬유 함유량을 비교할 수 있는 것이 F·I 값의 좋은 점입니다. 예를 들어 주식이라면 데친 메밀국수나 현미, 야채라면 시금치나 브로콜리 등 각 식품군의 카테고리에서 F·I 값이 낮은 식재료를 골라 섭취하면 좋습니다.

많은 일본인이 주식으로 삼고 있는 '정백미'와 '메밀국수'를 예로 들어 보겠습니다.

흰 쌀밥 100g의 열량은 168kcal로 식물섬유량은 0.3g입니다. 이를 F·I 값으로 산출하려면, 168kcal÷0.3g 즉, F·I 값은 560이 됩니다. 한편 메밀국수(삶음)를 보면 100g의 열량은 132kcal로 백미보다 조금 낮은 정도이지만 식물섬유량이 2.0g이기 때문에 132kcal÷2.0 즉, F·I 값 66으로 백미보다 상당히 낮은 수치인 것을 알 수 있습니다. 이렇게 F·I 값을 사용하면 식물섬유량이 많으면서 저칼로리인 식재료를 간단히 고를 수 있습니다.

그런데 육류나 어류가 이 F·I 값의 표에 기재되어 있지 않은 이유는 단백질 등의 식품에는 식물섬유가 거의 함유되어 있지 않기 때문입니다.

이 F·I 값을 고안한 이유는 만성변비증 환자 중에서 무리한 다이어트(결식이나 저탄수화물 다이어트 등)를 한 결과 식물섬유 섭취량이 저하되어 변비가 악화된 예가 많았기 때문입니다. 그래서 식물섬유 섭취량을 증가시켜도 에너지 섭취량은 증가되지 않는 것을 목표로 하여 식재료의 F·I 값을 고안한 것입니다. 또한 F·I 값이 낮은 식재료는 비만이나 변비를 유발시키지 않는 식재료라고도 할 수 있습니다.

S·F값이란 전식물섬유량을 차지하는 수용성 식물섬유량의 비율입니다. 제가 이전에 '수용성 식물섬유(폴리덱스토로오스) 검사'를 시행했을 당시 만성변비증인 사람에게 수용성 식물섬유 7g이 함유된 음료수 100ml를 30일 연속 섭취시킨 결과 변비가 개선되어 하제의 일종인 마그네슘 내복량이 경감됐다는 것을 알 수 있었습니다. 즉 수용성 식물섬유와 불수용성 식물섬유를 1대2의 비율로 섭취하는 것이 효과적입니다. 여기서 이 수용성 식물섬유를 효과적으로 섭취하기 위해서 S·F 값을 고안한 것입니다.

이것은 전식물섬유량을 수용성 식물섬유량으로 나눈 값입니다. 이 S·F 값이 높을수록 수용성 식물섬유 함유량이 많은 것입니다. 즉 S·F 값이 높을수록 배변 상황을 완화시키는 작용을 강하게 하는 식재료라고 할 수 있습니다. 또한 수용성 식물섬유의 함유 비율이 높다는 것을 나타내는 S·F 값의 식재료는 나아가 지방질 등의 흡수를 차단하기 쉬운 식재료라고도 할 수 있습니다.

9. 질환별로 본 F·I값 활용법

그럼 F·I 값, S·F 값을 실제로 활용하기 위해서는 어떻게 하면 되는지 질환별로 살펴보겠습니다.

• 대사증후군 경향이 있는 사람

대사증후군은 뱃속의 상태가 좋아도 에너지 섭취 과잉 경향이 있는 사람이라고 할 수 있습니다.

그래서 우선은 수용성 식물섬유 함유량은 신경 쓰지 말고 F·I 값이 낮은 식재료를 선택해야 합니다. 그러면 식재료의 식물섬유가 많고 에너지 함유량이 낮으면서 포만감이 있고 더 나아가 비만으로 연결되지 않게 됩니다.

• 변비 기미가 있고 비만 경향이 있는 사람

F·I 값이 낮으면서 수용성 식물섬유 함유량이 높은 것이 좋습니다. 변비를 연변으로 하기 때문입니다. 수용성 식물섬유 섭취량을 증가시켜 불용성과 수용성의 비율을 2대1로 맞추는 것이 포인트입니다.

• 마른 편이고 변비가 있는 사람

비만이 신경 쓰인다면 F·I 값이 낮고 S·F 값이 높은 식재료를 선택하고, 불용성과 수용성의 비율을 2대1로 맞춰야 합니다.

본장을 마무리 하며 앞서 설명했던 여배우들에 대한 이야기를 되짚어보겠습니다. 그들이 먹어야 했던 것은 무엇일까요? 여러분은 이미 알고 계실 것입니다.

식재료 중에는 칼로리가 낮지만 식물섬유량이 많은 것들이 꽤 있습니다. 한천이나 해조류, 버섯 등이 해당됩니다. 한편 곡물도 마찬가지로 예를 들면 메밀국수와 흰 쌀밥은 메밀국수 쪽이 조금 더 칼로리가 낮고 식물섬유량은 많습니다.

이왕이면 칼로리가 낮고 식물섬유량이 많은 식재료가 대장과 다이어트에 좋습니다.

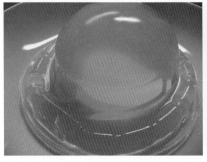

사진 36. 한천(寒天)

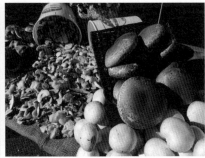

사진 37. 버섯(きのこ)

저는 방송에 출현한 이후 그 여배우들이 TV에서 활약하는 것을 볼 때마다 식물 섬유와 칼로리 밸런스에 신경을 쓰고 있는지 걱정하곤 합니다.

칼럼 4. 식물섬유의 7가지 기능

다시 한 번 식물섬유의 힘에 관해 정리하겠으니 참고하시기 바랍니다.

① 배변력 증가.

② 장내 환경 개선 작용: 식물섬유의 일부는 유산균이나 비피더스균의 영양분이 되어 이들 균을 증식시킨 후에 낙산 등의 유기산이 됩니다. 유기산의 산성에 의해 장내 자체가 산성이 되면 유산균이나 비피더스균의 생육환경에는 적절해지지만, 이른바 악옥균인 클로스트리듐계 균은 생육하기 어렵다고 합니다. 즉 선옥균이 증가하고 악옥균이 감소함으로써 장내 세균총(장내 플로라)의 밸런스가 유지되어 결과적으로 장내 환경이 좋아집니다.

③ 과식 억제 효과: 위 내에 식물섬유가 이행하면 팽창하여 포만감을 일으키기 때문에 과식을 억제합니다.

④ 혈당치 상승 억제 효과: 공장(소장의 일부)에서의 글루코스(포도당) 흡수를 억제합니다.

⑤ 담즙산 흡착능: 성인은 하루 20~30g의 담즙산을 간장에서 담낭으로 내보내 분비하고 소장에서 지방산을 흡수한 뒤에 소장 하부에서 그 95% 이상을 재흡수 합니다. 식물섬유는 이 담즙산 재흡수를 억제하고 변으로 배출하는 효과가 있기 때문에 콜레스테롤 흡수를 억제합니다.

⑥ 흡착 작용: 노폐물을 부착시켜 배출시키는 작용을 합니다.

⑦ 면역 활성화 작용: 식물섬유에는 크게 두 가지 종류가 있습니다. 물에 녹지 않는 불용성 식물섬유와 물에 녹기 쉬운 수용성 식물섬유입니다. 최근 보리에 함유된 수용성 식물섬유의 일종인 β–글루칸의 면역세포 활성화가 동물실험에서 밝혀졌습니다.

MEMO

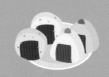

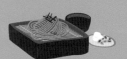

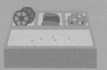

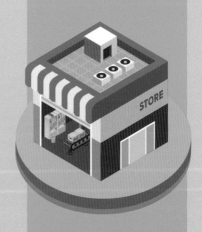

Chapter 05

원컵(One-cup)법을 실천하면
당신도 오늘부터 '영양사'

식물섬유는 식품에 함유된 영양성분의 하나로 육안으로는 볼 수 없습니다. 게다가 그렇기 때문에 얼마나 섭취해야 목표량을 채울 수 있는지 굉장히 알기 힘듭니다.

그래서 한눈에 에너지(칼로리)량과 식물섬유량을 알 수 있도록 한 것이 '원컵 (One-cup)법'입니다. 원컵법은 200ml의 계량컵이 있으면 누구나 간단하게 식재료나 식품에 함유된 에너지양과 식물섬유량을 알 수 있습니다.

1. 보이지 않는 식물섬유

지금까지 본서를 읽어주신 분이라면 식물섬유가 여러 가지 생리작용에 의해 생활습관병을 예방한다는 사실을 알게 되셨을 것이라 생각됩니다.

그리고 아침식사를 거르거나(결식) 외식을 반복하는 등 불규칙적인 식생활 및 야채나 과일의 섭취 부족 등으로 인해 실제 식물섬유량이 저하되어 생활습관병의 발증으로 이어지는 현상도 알게 되셨을 것입니다.

식재료나 식품에는 여러 가지 영양소가 함유되어 있지만 대장의 부담이나 체중을 신경 쓴다면 우선 에너지양과 식물섬유량을 아는 것이 중요합니다. 에너지양과 식물섬유량을 알면 칼로리 제한과 대장의 부담을 경감시키는 것이 가능합니다.

지금까지 식물섬유에 관해서는 "양배추 1개를 먹으면 ○g의 식물섬유를 섭취할 수 있습니다"라는 등의 표현밖에 존재하지 않았습니다. 그래서 누구도 하루에 어느 정도의 식물섬유를 섭취하고 있는지 확인하는 것이 불확실했습니다. 이것을 '시각화'한 것이 원컵법입니다.

2. 원컵(One-cup)법이란?

여러 가지 영양학이나 식사지도 책에는 구체적인 메뉴의 소재 및 만드는 법 등이 나와 있고, 개인 당 에너지양이나 식물섬유량 등도 적혀있었습니다. 하지만 책에서 말한 것과 완전히 똑같은 식사를 만들지 않는 이상 이것 만으로는 에너지량이나 식물섬유량의 데이터를 명확하게 알 수 없습니다.

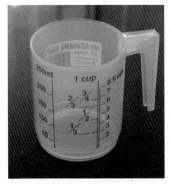

종래의 식품교환표를 사용한 방법으로는 하루 섭취 에너지량과 식물섬유 섭취량의 합계를 계산하는 것이 어렵습니다.

사진 38. 재료의 양을 재는 데 사용하는 계량컵

또한 식사를 만들 때 야채나 과일 등의 소재에 식물섬유가 얼마나 함유되어 있는지를 알기 위해서도 원컵법은 유효합니다.

그렇다면 서론은 이정도로 하고 구체적인 방법을 설명하겠습니다(그렇다고 길게 설명할 정도로 어려운 것은 아닙니다).

원컵법이란 각각의 식재료를 작게 썰어(잘게 썰거나 채치는 등) 200ml의 계량 컵에 넣어 무게를 측정하고 그 무게로 식품성분표를 이용하여 식물섬유 함유량을 계산하는 것입니다. 이상, 끝입니다. 어떻습니까, 간단하죠?

계량컵에 들어있는 식재료의 분량으로 대강의 식물섬유 함유량을 알 수 있기 때문에 요리를 할 때 어느 정도의 양을 넣어야 필요한 식물섬유를 섭취할 수 있는지를 알 수 있다는 것입니다.

더욱이 F·I 값이 낮은 것을 원컵법으로 섭취하면 장에 더욱 효과적일 것입니다.

이것으로 자신이 섭취하는 식품의 에너지양과 식물섬유 함유량을 알 수 있어 이것을 아침, 점심, 저녁으로 나누어 컵마다 데이터를 적어두면 하루를 마감할 때 그날의 에너지양과 식물섬유 섭취량을 한 눈에 알 수 있습니다.

3. 원컵(One-cup)법의 사례

예를 들어 식물섬유 섭취를 위해 제가 추천하는 수프는 다음과 같습니다.

양파, 당근, 양배추를 200ml 용기에 1컵씩 썰어 담아 냄비에 넣고 콘소메맛 스프를 만들어 보겠습니다.

아래에 제시한 원컵표를 보면 우선 양파(잘게 썬 것)의 식물섬유량은 1.7g이라는 것을 알 수 있습니다. 같은 방법으로 당근(막 썬 것)은 3.0g, 양배추(한 입 크기) 는 0.7g이라는 것을 수치로 알 수 있습니다. 이들을 합하면 전체 5.4g의 식물 섬유를 포함한 수프가 완성됩니다.

표 7 원컵(One-cup)법 데이터(야채)

식품명	1컵에 포함되는 식품량(g)	1컵에 포함되는 식물섬유량(g)	1컵 당 에너지양(kcal)
우엉(어슷썰기)	90	5.1	59
시금치(크게 썰기)	35	1.0	7
양파(잘게 썰기)	105	1.7	39
양배추(한입 크기)	40	0.7	9
당근(막 썰기)	120	3.0	44
파(작게 썰기)	85	1.9	24
감자(깍둑썰기)	115	1.5	1.5
샐러리(얇게 썰기)	90	1.4	14
일본호박(한입 크기)	95	2.7	47
표고버섯(얇게 썰기)	50	1.8	9
피망(막 썰기)	85	2.0	19
토마토(큰 반달 썰기)	150	1.5	54
곤약(한입 크기)	155	4.7	11
실곤약	180	5.2	11

더 나아가 원컵(One-cup)법을 이용해 양파, 당근, 양배추, 샐러리 샐러드를 만들어 보겠습니다. 양파의 식물섬유량 1.7g, 당근의 식물섬유량 3.0g, 양배추의 식물섬유량 0.7g, 샐러리의 식물섬유량 1.4g이 합쳐져 식물섬유량 6.8g의 샐러드가 됩니다.

표 8. 원컵(One-cup)법 데이터(과일)

식품명	1컵에 포함되는 식품량(g)	1컵에 포함되는 식물섬유량(g)	1컵 당 에너지양(kcal)
사과(껍질째 은행잎 썰기)	100	1.5	54
망고(한 스푼)	145	1.9	93
블루베리(통째)	120	4.0	59
딸기(반으로 썰기)	115	1.6	39
바나나(얇게 썰기)	130	1.4	112
파인애플(은행잎 썰기)	135	2.0	69
키위(반달 썰기)	140	3.5	74
올브란*(오리지널)	70	233	22.57
올브란 허니크런치	60	189	1.8
현미 후레이크(콩가루 흑설탕)	50	191	1.6
엄선한 프루츠 그래놀라	70	298	2.6
프루츠 그래놀라 하프	75	278	3.6
프루츠 그래놀라 식물섬유	65	250	11.9

*밀기울로 만든 시리얼

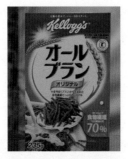

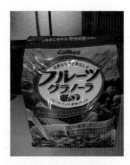

사진 39. 올브란(오리지널)[20]　　　사진 40. 후르츠 그래놀라[21]

이 샐러드에 취향에 맞는 논칼로리 드레싱과 '더하기 법칙'으로 EXV 올리브 오일을 1대1의 비율로 섞어 드레싱을 만들어 뿌리면 이른바 지중해식 식생활 샐러드가 완성됩니다. 이 샐러드도 식물섬유량과 에너지량을 알 수 있습니다. 대략적인 양밖에 알 수 없었던 식물섬유량을 이렇게 간단하면서 명확하게 알 수 있습니다.

4. 하프컵(Half-cup)법

식재료나 메뉴에 따라서 한 컵이 너무 많을 경우도 있습니다. 그래서 한 컵의 반인 하프컵(Half-cup)으로 에너지양과 식물섬유량을 환산한 지표도 만들었습니다. 이것을 하프컵법이라고 합니다.

---

20) 밀기울로 만든 시리얼
21) 곡물과 과일이 함유된 시리얼

표 9. 하프컵(Half-cup)법

식품명	1/2컵에 포함되는 식품량(g)	1/2컵에 포함되는 식물섬유량(g)	1컵 당 에너지량(kcal)
풋콩	12개	2.5	43
호박샐러드	68	2.1	112
우엉조림	29	1.2	33
우엉샐러드	35	1.5	68
소송채와 버섯조림	41	1.1	19
고모쿠마메[1]	76	2.9	104
토란조림	58	1.4	53
감자고로케	1/2개(40)	0.6	106
차쿠젠니	64	1.3	58
니쿠쟈가(고기조림)	46	0.4	66
누카즈케(일본식 절임)	59	12	21
톳조림	38	1.1	33
감자샐러드	90	1.3	125
감자튀김	52	1.3	125
양배추 고기말이 찜	1개(93)	0.8	74
두껍게 부친 달걀	2조각(93)	0	110
튀김	3개(53)	0	193
만두	2개(5.5g)	0.7	98
연어소금구이	작은 1조각(60)	0	102
치킨양념구이	1/2장(52)	0	138
돼지고기조림	작은 3조각(64)	0	203
미트볼	6개(68)	0	112
민스 커틀릿	1/2개(46)	0.2	136
곤약(한입 크기)	78.8	2.4	55
실곤약	90	2.6	55
키위(반달 썰기)	70	1.75	37
양배추(한입 크기)	20	0.35	4.5
양파(잘게 썰기)	52.5	0.85	19.5
시금치(크게 썰기)	18	0.5	3.5
토마토(큰 반달 썰기)	43	0.75	14.5
바나나(얇게 썰기)	65	0.7	56

1) 당근, 곤약, 표고버섯 등을 간장양념에 넣고 조린 콩요리

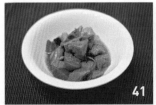
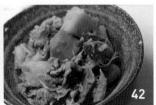

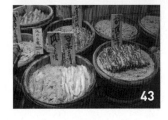

사진 41. 치쿠젠니(筑前煮)[22]
사진 42. 니쿠쟈가(肉じゃが)[23]
사진 43. 누카즈케(ぬか漬け)[24]

　이 중에서 몇 가지 반찬을 골라 보리밥, 된장국, 절임으로 구성된 메뉴를 만들면 국 한 가지에 반찬 세 가지 상차림(일본 식사의 기본적 식단)이 됩니다. 게다가 에너지양과 식물섬유량도 확실하게 알 수 있습니다.

5. 원컵(One-cup)법을 더욱 간편하게!

　일상생활에서 식물섬유 섭취량, 에너지 섭취량에 주의를 기울이는 것은 어려운 일일 것입니다. 더구나 둘 다 눈으로 봐서 알 수 있는 것이 아니고 구체적인 수치를 내는 것도 쉽지 않습니다. 그래서 탄수화물만 빼는 간단한 다이어트가 유행 했을 것입니다.

---

22) 닭고기에 당근, 우엉, 연근, 표고버섯 등을 넣고 기름에 볶은 뒤 설탕과 간장으로 간을 해서 조린 것이며 '가메니(がめ煮)'라고도 불린다.
23) 일본 특유의 조미료를 사용한 고기 조림으로, 고기, 감자, 양파, 실곤약 등을 기름에 볶은 후 간장, 설탕, 미림으로 조려 만든다.
24) 쌀겨에 소금을 섞어서 채소 등을 잠기게 넣고 숙성시키는 쌀겨절임

하지만 원컵법을 사용하면 식물섬유량, 에너지양을 눈으로 직접 확인할 수 있다는 것을 이해하셨을 것입니다.

그럼에도 불구하고 "원컵법 같은 건 귀찮아"라고 하는 분도 적지 않을 것입니다. 그런 분들에게 추천하는 방법이 있습니다. 그것은 매일 아침식사, 점심의 메뉴를 어느 정도 고정하는 것입니다.

누구나 그럴 테지만 아침에는 웬만하면 잠을 더 자고 싶을 것입니다. 일이 있을 때 아침식사 시간을 느긋하게 가지는 것은 상당히 어렵습니다. 더구나 배가 고프지 않으면 아침식사를 거르게 될지도 모릅니다. 그 결과 아침의 장 연동이 일어나기 어렵게 되어 변비가 생기는 것입니다. 더구나 하루의 식물섭취량도 감소하게 됩니다.

그래서 아침식사는 간단하게 먹을 수 있고 질리지 않으면서 식물섬유도 잘 섭취할 수 있는 것이 좋습니다. 일식이라면 보리밥(한 그릇 150g, 250kcal, 식물섬유 1.9g, 수용성 식물섬유 0.3g, 불수용성 식물섬유 1.6g)에 된장국, 절임반찬(식물성 유산균 함유), 그리고 한 가지를 더 추가하고, 양식이라면 호밀빵, 현미 후레이크, 그래놀라, 야채수프, 요구르트 등의 구성으로 고정시켜 두면 좋습니다.

덧붙여 말하면 호밀빵은 식물섬유량이 100g 중 5.6g으로 곡류 중에서 단연코 선두에 서 있습니다. 한 끼 식사분(얇게 썬 것 2장 100g)으로 약 3.4g의 식물섬유를 섭취할 수 있으며, 비타민B1도 풍부합니다.

이상의 아침식사가 400~450kcal입니다. 현미 후레이크는 50g 한 컵에 식물섬유 1.8g, 그래놀라는 70g 한 컵에 식물섬유 2.6g입니다. 여기에 200ml 우유를 한 컵 덧붙여 구성하면 에너지양, 식물섬유량이 명확해 집니다.

6. 원컵(One-cup)법의 포인트

본 장을 마무리하며 원컵법의 포인트를 항목 별로 정리해 드리겠습니다. 꼭 한 번 시도해 보시기 바랍니다.

① 식물섬유 섭취량, 에너지양을 알 수 있도록 하기 위해 아침식사, 점심식사 등은 어느 정도 고정한다. 단 편의점에서 살 때는 식물섬유량, 에너지양을 알 수 있고 몸에 부담이 적은 것을 선택한다.

② 밥은 보리(찰보리)를 넣은 밥을 먹는다. 이렇게 하면 일반 흰 쌀밥보다 식물 섬유를 많이 섭취할 수 있다.

③ 재료가 풍부한 야채수프나 된장국을 반드시 두 그릇 먹는다. 이들은 만들어 놓은 것을 휴대용 그릇에 넣어 가지고 다니거나 집에 있을 때 먹는다.

④ 간식은 로스트한 아몬드류가 좋다(이것은 지중해식 식생활에서도 추천하고 있다).

⑤ 오일은 EXV 올리브오일로 한다. 이것을 자택용과 직장용으로 2개 준비한다. 더하여 논오일 드레싱 등도 준비해 둔다.

⑥ 야채, 과일, 곡물, EXV 올리브오일을 통해 식물섬유, 올리고당, 항산화물질을 확실하게 섭취한다.

⑦ 식물섬유 섭취량이 부족할 때는 현미 후레이크 등을 토핑하여 섭취한다.

⑧ 칼로리 제한, 항산화물질을 확실하게 섭취하는 것이 '장수(腸壽)=장수(長壽)' 로도 이어지기 때문에 원컵법으로 하루 식물섬유 섭취량 및 에너지양을 확실하게 확인한다. 그리고 하루에 한번은 신선한 야채나 과일을 섭취한다.

MEMO

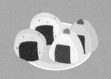

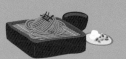

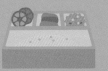

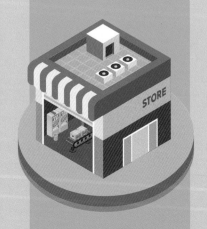

Chapter **06**

첨가물 이야기

본서에서는 지금까지 편의점 음식이나 외식을 지속할 경우 문제가 될 만한 네거티브 정보에 대해서도 조금씩이나마 언급해왔습니다. 하지만 편의점에서 판매하고 있는 가공품에 포함된 보존료의 미량성분을 알고 암 발생 방지를 위한 일에는 굳이 주의를 촉구하지 않았습니다.

그 이유는 제1장에서도 말했듯이 식품첨가물을 악옥(惡玉)이라 하여 비판하기 시작하면, 건강으로 이어지는 식품이나 식재료를 알리는 것이 어렵다고 생각했기 때문입니다.

하지만 역시 첨가물에 대해 걱정하는 분들이 적지 않을 것이라 생각합니다.

그래서 본 장에서는 몇 가지 화제를 제공해 보고자 합니다.

1. 보이지 않는 기름에 주의

기름(지방질)은 단백질, 탄수화물과 함께 인간에게 필요한 3대 영양소 중 하나로 에너지원이 되며 신체조직을 정상적으로 기능하게 하는 중요한 역할을 합니다. 이상적인 기름 섭취량은 전체 에너지의 20~25%라고 하지만 주의해야 할 것은 섭취하는 기름의 내용입니다.

기름의 주성분은 지방산으로 크게 분류하면 포화지방산과 불포화지방산으로 분류됩니다. 이 중 불포화지방산은 체내에서 만들 수 없는 필수지방산을 많이 함유하고 있기 때문에 외부에서 식사로 섭취할 필요가 있습니다.

불포화지방산은 인간의 몸을 만드는 세포의 세포막을 구성하는 성분이기도 하며 이 세포막은 세포에 필요한 영양소를 취하고 불필요한 것을 저지하는 중요한 작용을 하기 때문에 세포막이 건강하지 않으면 세포에 충분한 영양이 이행되지 못하게 되고 불필요한 것을 배출하는 일도 잘 못하게 됩니다. 세포막 이상이 일어나면 발암물질이 체내에 쌓이기 쉽게 될 가능성까지 제기됩니다.

포화지방산은 동물성지방(육류, 유제품, 버터, 요구르트 등)에 많고 불포화지방산은 식물성지방(식물기름)에 많이 함유되어 있습니다. 식사가 구미화(북미화, 북유럽화)되고 더욱이 외식이나 편의점 음식, 패스트푸드 등을 섭취하는 기회가 많아져 기름의 섭취량이 증가하거나 동물성지방으로 치우치는 경향을 띠게 되었습니다.

그런데 기름에는 식용유나 버터, 라드(요리용 돼지기름) 등 보이는 기름뿐 아니라 '보이지 않는 기름'도 있습니다.

보이지 않는 기름이란 무엇일까요? 그것은 육류나 곡류, 콩류, 유제품 등 식품에 함유된 기름을 말합니다. 기름의 과잉 섭취가 걱정인 사람은 이 보이지 않는 기름의 섭취 방법에 주의를 기해야 합니다. 일본인은 보이는 기름 1과 비교해 보이지 않는 기름을 3.7배나 많이 섭취하고 있다고 합니다. 예를 들면 유제품에서는 하루 4.7g, 달걀에서는 3.4g의 기름을 섭취하고 있습니다. 또한 파스타나 그라탕, 오므라이스 등의 요리도 버터나 치즈, 고기를 많이 사용하면 지방질이 많아집니다.

의외로 알려지지 않은 것이 가공품에 함유된 기름입니다.

표 10. 유지 섭취량 현상

	보이는 기름(g)		보이지 않는 기름(g)		
	식품명	지방질섭취량	식품명	지방질섭취량	계(g)
식물성	식물기름	7.9	곡류	4.6	
	마요네즈류	1.8	콩류	4.3	
	마가린	0.9	과자류	3.1	
			조미료류	3.1	
			기타	1.6	
	소계	10.6	소계	16.7	27.3
동물성	버터	0.8	육류	13.6	
	동물기름지방	0.1	계란류	3.4	
			유류	4.7	
			어패류	5.0	
	소계	0.9	소계	26.7	27.6
	합계	11.5	합계	43.4	54.9

출처: 2013년 국민건강·영양조사보고(국민 1인당 1일 평균)

예를 들면 만두에는 만두소뿐만 아니라 만두피에도 기름이 묻어있는 경우가 많습니다. 만두뿐만 아니라 가공품은 제조 과정에서 맛과 형태를 정돈하거나 보기 좋게 하기 위해 같은 요리를 손으로 만드는 것보다 많은 기름을 사용합니다. 대량 생산되고 있는 샌드위치도 빵 안쪽뿐 아니라 중앙의 내용물을 접착시키기 위해 기름(마가린 등)을 사용하는 경우가 있습니다.

일상적으로 사용하는 카레나 스튜의 루(roux)에도 기름이 많이 사용되고 있습니다. 쿠키나 케이크, 초콜릿 등의 과자류에도 상당한 기름이 사용되고 있습니다. 인스턴트 라면에는 100g 중 20g이나 되는 기름이 포함되어 있는 것도 있습니다.

이렇듯 눈에 보이지 않는 기름에는 주의가 필요합니다.

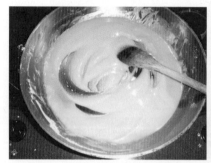

사진 44. 루(roux)[25]

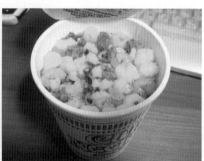

사진 45. 일본의 인스턴트 라면(ラーメン)

25) 서양요리에서 소스나 수프를 걸쭉하게 만들기 위해 밀가루를 버터로 볶은 것

칼럼 5. 시판되는 기름에 관하여

주로 포화지방산을 많이 함유하는 것으로 버터, 라드, 헤트(요리에 쓰는 소기름), 팜유 등을 들 수 있습니다. 이들은 동맥경화를 촉진시키는 LDL 콜레스테롤(악옥 콜레스테롤) 수치를 상승시키는 것들입니다. 일가불포화지방산(오레인산 등)은 올리브오일에 다량으로 함유되어 있어 다른 기름 대신 올리브오일을 사용할 경우 동맥경화 억제 작용을 하는 HDL 콜레스테롤(선옥 콜레스테롤) 수치를 감소시키는 일 없이 LDL 콜레스테롤 수치를 내리는 작용을 합니다.

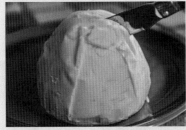
사진 46. 버터(butter)[26]

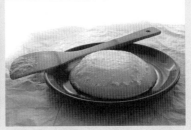
사진 47. 라드(lard)[27]

n-6계 다가불포화지방산은 샐러드오일, 옥수수기름, 대두유, 홍화유, 해바라기유 등의 종자유에 많고 이것들은 리놀산이 대부분을 차지하고 있습니다. 리놀산은 LDL 콜레스테롤 수치를 내리는 작용을 하지만 과잉 섭취하면 HDL 콜레스테롤 수치도 함께 내려갑니다.

n-3계 다가불포화지방산(α-리놀산, EPA, DHA)은 들깨기름, 자소유, 어유(魚油)의 지방산으로 알려져 있습니다. 등푸른 생선에는 EPA, DHA가 많이 함유되어 있습니다. 이들은 혈중의 LDL 콜레스테롤 수치, 중성지방 수치를 내리는 것 외에도 당뇨병 합병증인 심근경색이나 뇌경색 등을 예방한다고 합니다.

확실히 기름의 과잉 섭취도 좋지 않지만 어떤 기름인지 그 종류가 문제인 것입니다.

---

26) 우유 중의 지방을 분리하여, 크림을 만들고, 엉기게 한 다음 응고시켜 만든 유제품

2. 편의점이나 패스트푸드의 튀김으로

최근에는 TV나 신문 등에서 '트랜스지방산'이라는 말을 자주 듣게 되었습니다. 미국의 어느 주에서는 트랜스지방산이 함유된 식품을 엄격히 금지하는 지역도 있을 정도입니다.

트랜스지방산은 대두유나 옥수수기름 등의 식물유에 '쇼트닝(수소 첨가라는 가공을 합니다)'을 할 때 생깁니다. 쇼트닝을 한 기름(이때 생긴 기름을 '쇼트닝'이라고 하는 경우도 있습니다)은 패스트푸드점 등의 감자 튀김, 치킨 너겟 등을 튀길 때 주로 쓰이고 있습니다. 쇼트닝한 기름을 쓰지 않으면 바삭한 식감을 얻을 수 없습니다.

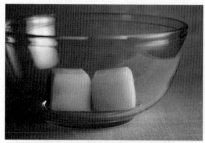
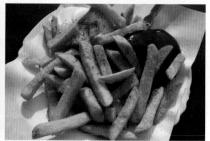

사진 48. 쇼트닝(shortening)[28]   사진 49. 감자 튀김(french fries)[29]

또한 쇼트닝은 케이크나 도넛을 만들 때에도 사용됩니다. 패스트푸드, 스낵과자, 단 빵, 마가린류에 많이 함유되어 있습니다.

M사의 감자튀김(M사이즈)은 에너지양 454kcal로 단백질 5.3g, 지방질 24.2g (단 이 중 트랜스지방산 함유량은 불명확), 탄수화물 53.7g, 콜레스테롤 8mg,

---

27) 돼지고기 지방을 녹인 것
28) 지방질이 100%로 제과·제빵 등의 식품가공용 원료로 사용되는 반고체상태의 가소성 유지제품
29) 감자를 잘라 기름에 튀긴 음식

식물섬유 4.9g입니다. 치즈버거는 에너지양 323kcal, 단백질 1.2g, 지방질 14.3g, 탄수화물 32.4g, 콜레스테롤 45mg, 식물섬유 1.5g이라는 데이터가 나옵니다. 즉, 이 치즈버거에 앞서 설명한 감자튀김을 더하면 식물섬유량은 올라가지만 그와 함께 칼로리양, 지방질량도 큰 폭으로 올라가게 됩니다.

칼럼 6. 트랜스지방산이 만들어지는 3가지 경로

제일 첫 번째는 앞서 말한 쇼트닝을 할 때입니다. 조금 전문적인 이야기지만 부분 수소를 첨가하여 경화유를 만들 때(저융점의 시스형 불포화지방산을 고융점의 포화 지방산으로 바꿀 때), 많은 트랜스지방산이 발생하게 됩니다.

두 번째는 식용식물유를 탈취하기 위해 시스형 불포화지방산을 200℃ 이상의 고온에서 처리하는 경로입니다. 따라서 평지씨나 대두 등의 식물에서 생산되는 조리용 기름(샐러드유)에도 소량의 트랜스지방산이 함유되어 있습니다. 이 두 가지는 공업유래의 트랜스지방산입니다.

세 번째는 소 등의 반추동물의 위에서 미생물에 의해 생성되는 동물유래의 경로 입니다. 즉 유제품이나 육류에 함유되어 있는 것입니다. 단 이 자체가 질병을 일으킨 다는 보고는 없습니다.

3. 트랜스지방산에 주의

사실은 이 쇼트닝으로 생산된 트랜스지방산은 LDL 콜레스테롤(악옥 콜레스테롤)을 증가시키고 HDL 콜레스테롤(선옥 콜레스테롤)을 저하시키는 작용이 있습니다.

2005년에 Oh k팀에 의해 발표된 「Nurses' Health Study」에 따르면 미국의 여성 간호사 약 8만 명을 대상으로 식생활을 포함한 생활습관에 대해 1980년 부터 4년마다 조사한 결과, 그 후 20년간 관동맥심질환과의 관련이 밝혀졌습니다. 트랜스지방산을 많이 섭취하는 쪽이 관동맥 질환에 걸릴 위험이 증가한다는 것을

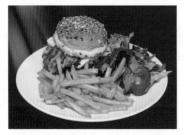

사진 50. 패스트푸드(fast food)30)

알게 된 것입니다. 비만이나 당뇨병에 관해서도 대규모의 코호트 연구(특정한 집단=코호트를 대상으로 한 장기간에 걸친 조사)에서 트랜스지방산을 섭취하면 이들의 위험이 증가한다는 결과가 나왔습니다.

트랜스지방산과 대장암과의 관련성에 대해서도 몇 가지의 연구보고가 있지만 결과가 일치하지 않았습니다. 그 이유로는 유전적 배경이 다르다는 점이 지적되었습니다. 단, 일부 조사에서 트랜스지방산이 대장암의 위험이 된다는 지적이 나왔었기 때문에 가능한 한 먹지 않는 편이 좋겠습니다.

난처하게도 현대인의 식생활에서 패스트푸드를 적대시하여 완전히 셧아웃하는 것도 무리가 있기 때문에 일상생활 속에 요령 있게 받아들일 수 있는 방법을 궁리해야할 것입니다. 예를 들어 감자튀김은 반을 남기고 샐러드를 많이(논오일 드레싱으로 현미 후레이크를 위에 토핑)먹으면 배도 부르고 식물섬유도 섭취할 수 있는 만족할 만한 메뉴가 됩니다.

4. 칼로리 제로는 제로가 아니다

최근 문제가 되고 있는 것이 시판되는 여러 음료수입니다. 칼로리 오프, 칼로리 제로라고 표시되어 있는 음료수가 편의점에 많이 놓여있지만, 이것들이 과연 좋은 것일까요? 이러한 음료수에 포함되어 있는 합성감미료에 문제가 있다고 합니다. 예를 들면 아스파르테임, 아세설팜K 등입니다.

편의점에서 구입해도 좋은 음료수는 미네랄워터와 일부의 녹차 음료수입니다.

---

30) 햄버거, 감자튀김, 닭튀김과 같이 가게에서 간단한 조리를 거쳐 제공되는 음식

다른 대부분의 음료수에는 당분이나 인공감미료가 들어있다고 생각해도 무방합니다. 그래서 제가 추천하는 것은 수제 음료수입니다. 예를 들어 녹차, 민트티, 커피 등을 500ml 정도의 용기에 넣어 가지고 다니면 됩니다.

그리고 단맛을 더하고 싶으면 '더하기 법칙'에서 소개한 올리고당을 넣으면 좋습니다. 물론 올리고당에도 약간의 칼로리가 있기 때문에 칼로리 제로는 아니지만 적어도 다른 인공감미료와 달리 장내 세균총에는 좋은 작용을 합니다.

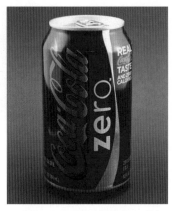

사진 51. 코카콜라 제로(zero)[31]

현재 시판 중인 음료수 중에서 칼로리 제로나 칼로리 오프라고 되어 있는 것의 대부분이 인공감미료를 사용하고 있다는 사실을 많은 사람들이 알고 있을지도 모릅니다. 그 중에서도 대표적인 것은 칼로리 제로, 칼로리 오프 콜라입니다. 게다가 콜라에 난소화성 덱스트린(수용성 식물섬유의 일종)을 더함으로써 일본에서는 특정보건용식품(1991년부터 시작된 특정보건용상품이라는 제도)으로 인정하고 있습니다.

5. 인공감미료에 주의

인공감미료에는 주의가 필요합니다. 그 대표적인 것을 들어보겠습니다.

우선 아스파르테임입니다. 이것은 1983년에 식품첨가물로 인가되었으며 페닐알라닌과 아스파라긴산이 90%를 차지하고 있습니다. 이 아스파르테임을 계속 섭취하면 체중 증가의 원인이 된다는 사실이 지적되고 있습니다. 이것은 인슐린과

31) 코카콜라 컴퍼니가 만드는 상품으로, 설탕이 들어가지 않은 코카콜라의 일종

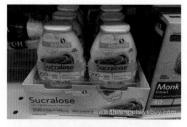

사진 52. 수크랄로스(sucralose)[32]

렙틴이라는 호르몬의 방출을 급속도로 촉진시키는 것이 그 원인이라고 합니다.

다음은 어드벤탐입니다. 어드벤탐은 일본에서 2014년 6월 후생노동성의 식품첨가물 인가를 취득하였으며, 아미노산계 고감미료로 설탕보다 2~4만 배 높은 감미도를 가지고 있다고 합니다.

현재 이 인공감미료의 문제점은 제시되어 있지 않지만 가능한 한 피하는 것이 좋습니다. 그리고 1999년에 인가된 수크랄로스입니다. 이 단맛은 수크로오스의 약 600배(아스파르테임은 수크로오스의 200배 정도)라고 합니다.

기타 인공감미료에는 자일리톨이나 스테비아 등이 있습니다.

이상과 같은 인공감미료는 소프트드링크, 잼, 구운 과자, 껌 등 여러 가지 음식에 함유되어 있는데 가능한 한 피하는 것이 좋습니다.

감미료로서는 꿀 등 자연물로 맛을 내는 편이 아직은 좋을지도 모릅니다. 올리고당도 자연적인 것과 인공적인 것이 있지만 현 시점에서 큰 문제점은 어느 쪽도 발견되지 않았습니다. 하지만 칼로리 제로가 아닌 소장에서 흡수되기 어려운 난소화성이므로 혈당치나 인슐린 수치를 크게 변화시키지 않으니 아직은 괜찮다고 할 수 있지 않을까요?

일식의 결점은 달고 짠 요리(즉 설탕을 사용하여 맛을 낸 것)가 많다는 것입니다. 이탈리아 요리나 프랑스 요리에서는 디저트 이외의 식사에 설탕을 사용하는 일이 없습니다. 그러니 일식도 가능한 한 달고 짠맛을 피하고(만약 달고 짜게 한다면 올리고당 등을 사용하면 좋겠습니다) 맛국물이나 허브로 요리하도록 하면 건강함도 더욱 높아질 것임에 틀림없습니다.

---

32) 설탕에 비해 600배의 단맛을 가진 무열량 감미료

MEMO

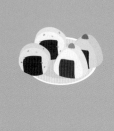

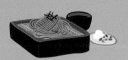

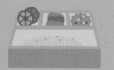

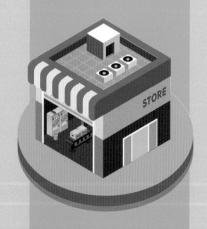

Chapter 07

현명하게 고르는
편의점 상품

편의점 도시락

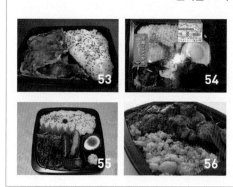

사진 53. 돼지고기 도시락
사진 54. 서양풍 믹스 도시락
사진 55. 소고기 도시락
사진 56. 치킨 도시락

여기까지 본서를 읽어주신 분들은 충분히 '이론 무장'이 되셨을 것입니다. 용기를 내서 실제로 편의점을 방문했다고 해보겠습니다.

많은 상품들 중 어떤 것을 바구니에 넣어야 건강한 식생활을 할 수 있을까요? 아마도 망설일지도 모르겠습니다.

그래서 이 장에서는 실제 상품을 예로 들어서 선택하는 기준을 전해드리고자 합니다.

이미 아시겠지만 편의점 측도 소비자의 건강 지향을 알아챈 듯한 움직임을 보이고 있습니다. 예를 들어 '내추럴 로손'은 소비자의 건강에 대응한 상품, 서비스 제공을 콘셉트로 시작했다고 합니다. 이 가게에는 산지 직송의 감농약·무농약의 푸른 과일, 자연식품 등이나 오가닉 원료의 스낵 과자, 건강식품 등이 구비되어 있습니다. 소비자는 이러한 점포도 현명하게 이용하고 싶어 합니다.

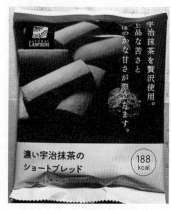

사진 57. 내추럴 로손의 녹차 쇼트 브레드[33]

---

33) 우지(宇治)에서 직송된 녹차를 원료로 했음을 광고

1. 주식으로 안성맞춤인 편의점 음식

① 밥 – 패밀리마트, 로손, 세븐일레븐

이것은 "밥하는 건 귀찮아"라고 하는
분들을 위한 상품입니다. 원재료는 일본산
쌀(멥쌀)로 보존성을 높이기 위한 첨가물은
사용되지 않았습니다. 식물기름이 사용
되었지만 쉽게 상하지 않고 건조를 방지
하기 때문에 보존성 향상에도 도움이
됩니다.

이러한 밥 제품은 각 편의점에 있습
니다. 단 내용에는 차이가 있습니다.

모사의 밥의 원재료는 '멥쌀, 조미초,
식물기름, 유화제, 가공전분, 증점다당류
(원재료의 일부에 대두를 포함한다)'

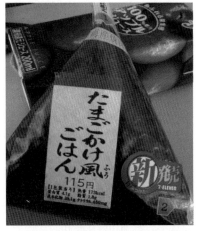

사진 58. 세븐일레븐의 계란 주먹밥
(たまご かけ風 ごはん)

입니다. 조미초가 사용되고 첨가물도 여러 종류가 사용되고 있습니다. 때문에 뚜껑을
열면 식초 냄새가 확 올라옵니다. 또한 입에 넣었을 때도 약간 신맛이 납니다.

다른 회사의 밥의 원재료는 '밥(일본산 쌀 사용), 간수'입니다. 간수란 해수를
바짝 조려 제염했을 때 남은 것으로 주성분은 염화마그네슘이고, 그 외에 염화K
(칼륨), 염화Na(나트륨), 염화Ca(칼슘) 등을 포함하고 있습니다. 옛날부터 두부를
굳히기 위해 사용되고 있으며 안전성에 문제는 없다고 생각됩니다. 이렇게 같은
밥 제품이라도 내용물이 다른 것은 편의점 회사의 근본적인 자세의 차이라고도
할 수 있습니다.

세븐일레븐은 일찍부터 도시락이나 주먹밥 등에 보존료와 합성착색료를 사용
하지 않겠다는 방침을 내세워 TV 등에서도 선전해오고 있습니다. 소비자의 건강
지향이 높아졌기 때문에 그러는 편이 판매가 올라갈 것이라고 판단했기 때문일
것입니다.

② 사토우노고항34) 니가타현 우오누마산 코시히카리

혼자 사는 사람이나 일이 바빠서 좀처럼 밥 할 시간이 없다는 사람에게 편리한 제품이라고 생각합니다. 용기의 안정성도 확인 완료되었습니다.

팩 내는 무균상태이기 때문에 보존료 등의 첨가물은 사용되지 않았습니다.

③ 세키항 – 세븐&아이프리미엄

원재료는 찹쌀과 사사게(콩과 식물)만으로 첨가물은 사용되지 않았습니다. 첨부된 깨소금에도 첨가물은 사용되지 않았습니다.

사사게는 곡물보다 단백질을 많이 함유하고 있습니다. 즉 100g 중에 포함되는 단백질량은 사사게가 23.9g, 대두 33.8g, 정백미 6.1g, 현미 6.8g입니다35).

④ 보리밥

장 때문에 고민하는 사람이나 비만 또는 대사증후군을 해소하고 싶은 사람은 하루 1~2회 보리밥으로 바꿔보는 것을 추천합니다. '보리생활 보리밥'(오츠카제약)이나 '보리생활 보리밥 일식 다시시타테'(오츠카제약) 등에는 1인당 150g으로 당질 42.2g, 전자의 식물섬유 4.5g, 후자는 4.7g으로 모두 β–글루칸은 3g으로 설정되어 있다고 합니다. 즉 보리(찰보리)의 비율은 58%로 이외는 쌀가루가 사용되었다고 하니 데이터로 봐서는 메이지시대의 히키와리메시(쌀 4~6에 보리 6~4의 비율)에 가깝다고 할 수 있습니다.

이것만 있으면 보리밥을 짓는 것이 귀찮은 사람들도 전자레인지만 있으면 보리밥을 먹는 것이 가능해 집니다(내추럴 로손 및 인터넷 등에서도 취급). 이것은 식감이 지에밥과 비슷해 아주 맛있습니다.

⑤ 브랜빵, 브랜쿠키, 기타 건강과자

로손은 타사가 흉내 낼 수 없는 고부가가치상품으로 2012년 6월부터 밀가루와

---

34) 사토우노고항(サトウの ごはん), 일본에서 판매되는 즉석밥의 일종
35) 출처: 「7개정 식품성분표 2016」

비교해 당질이 적은 브랜(밀기울. 쌀이나 밀의 외피)을 사용한 브랜빵 시리즈를
출시하여 지금까지 누계 3,500만개를 판매했다고 합니다. 식탁빵(버터롤, 건포도롤,
배아롤 등), 과자빵, 조리빵 등 각 카테고리에 '브랜빵'을 갖추어 당질에 신경 쓰는
건강지향의 사람들에게 알맞습니다.

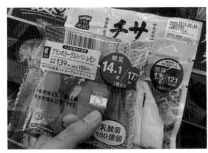
사진 59. 로손의 브랜 요구르트빵

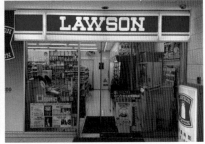
사진 60. 로손 편의점

새로운 쌀브랜을 배합한 '브랜빵'은 원재료 메이커인 토리고에 제분주식회사의
높은 기술력과 고부가가치상품의 개발을 진행하고 있는 로손이노베이션라보와의
공동개발에 의해 기존의 '브랜빵'에 비해 동일규격 대비 당질을 약 3분의 2로 줄였
습니다. 또한 같은 날 에너지양 200kcal 이하 또는 당질 10g 이하, 염분 0.5g
이하로 억제한 오리지널 건강과자 15개 제품을 발표했습니다.

표 11. 로손의 브랜빵

브랜빵 2개입	일본풍 브랜 참치 치즈
(2.2g·68kcal/1개당)125엔	(9.5g·165kcal)139엔
폭신폭신 촉촉한 식감의 간편한 로손빵입니다.	간장으로 맛을 낸 시 치킨과 다이스치즈를 브랜 원료로 감쌌습니다.
브랜 브레드	브랜 치즈&치즈
(7.3g·210kcal)175엔	(7.5g·190kcal)139엔
촉촉한 식감으로 구운 미니 브레드입니다.	3종류의 내추럴 치즈를 사용한 치즈필링을 브랜 원료로 감쌌습니다.

촉촉한 브랜 메론빵(발효버터)	브랜 초코 베이글
(17.1g·172kcal)145엔	(16.3g·174kcal)175엔
발효버터를 원료에 첨가하여 브랜향을 낮추고, 풍미를 좋게 하였습니다. "더 많이 먹고 싶다"고 요구하는 고객의 소리에 맞추어 기존 상품에서 20%(10g) 사이즈 업.	블랙 코코아 파우더, 갈은 초콜릿을 브랜에 반죽해 넣었습니다.
씁쓸한 쇼콜라&휩브랜	브랜 초코롤
(11.8g·181kcal)150엔	당질 13.3g, 232kcal, 식물섬유 8.0g, 150엔
씁쓸하고 농후한 맛의 초코크림과 밀크맛 휩을 블랙코코아를 넣은 빵반죽으로 감쌌습니다.	이것 하나로 식물섬유 8g을 섭취할 수 있어 어떤 의미에서 뛰어난 제품입니다. (야마자키제빵)

출처: 로손의 웹사이트
주: 가격은 세금 포함

표 12. 브랜·쿠키, 기타 건강과자

토하토 **브랜 두유 쿠키**	159kcal, 당질 9.6g, 이소플라본 24.5mg과 식물섬유 5.6g을 섭취 가능
토하토 **브랜 검은깨 쿠키**	178kcal, 당질 9.0g, 세사민 22.7mg과 식물섬유 6.9g을 섭취 가능
타카라제과 **브랜 크림샌드**	178kcal, 당질 7.5g, 칼슘 269mg과 철 4.8mg, 식물섬유 13.6g을 섭취 가능
토하토 **브랜 미니 하베스트**	196kcal, 칼슘 87.4mg과 마그네슘 47.5mg, 식물섬유 10.5g을 섭취 가능
토하토 **브랜 스낵 카레맛**	199kcal, 오븐으로 구운 논프라이 스낵
토하토 **브랜 스낵 콘소메맛**	198kcal, 오븐으로 구운 논프라이 스낵
요코야마 코퍼레이션 **4종 야채칩**	164kcal, 고구마·당근·강낭콩·적색양파 4종의 야채를 믹스, 소금 미사용.
토하토 **레이즌 쿠키**	168kcal, 철 4.3mg과 식물섬유 2.8g을 섭취 가능
에이와 **요구르트 마시멜로**	살아있는 유산균을 2억 개(*1) 배합

다이신푸즈 **김소금맛 곤약칩**	곤약 약 한 덩어리를 응축. 트랜스지방산 제로
다이신푸즈 **콘소메맛 곤약칩**	곤약 약 한 덩어리를 응축. 트랜스지방산 제로
코이케야 **콘소메 포테이토(논프라이)**	일반 포테이토칩과 비교해 유분을 73% 커트(*2) 생감자로 만든 논프라이 포테이토칩
코이케야 **소금맛 포테이토(논프라이)**	일반 포테이토칩과 비교해 유분을 73% 커트(*2) 생감자로 만든 논프라이 포테이토칩
에자키그리코 **비스코 산뜻한 크림샌드**	살아있는 유산균을 5조각마다 약 2억 개 배합
카루비 **연한 소금맛 포테이토**	일반 포테이토칩과 비교해 맛은 그대로 염분은 30% 커트 (*2)

(*1) 제조 시
(*2) 『5개정 일본식품표준성분표』 2010 포테이토칩 비교
출처: 로손 웹사이트

칼럼 7. 보리의 힘

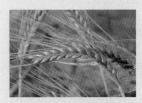

사진 61. 보리(barley)[36]

보리의 생산량은 쌀, 밀, 옥수수에 이어 세계 4위 입니다. 일본에서는 옛날부터 먹어 온 곡물이며 메이지 시대의 일반서민은 히키와리메시(쌀 4~6에 보리 6~4의 비율)로 섭취해 왔습니다. 1965년 즈음까지는 일본에서도 보리 섭취량이 쌀에 이은 주식의 위치에 있었지만 그 후 주식용 보리의 섭취는 감소하고 말았습니다.

하지만 최근 연구에서 보리 100g에 수용성 식물섬유인 β-글루칸을 3~6g 함유하고 있다는 점이 주목받게 되었습니다. 이것은 쌀이나 밀에는 없는 보리만의 특징입니다. 보리 β-글루칸은 혈중 콜레스테롤 수치 저하, 혈당치 상승 억제 작용 등이 인정되어 2006년 미국 FDA(식품의약품국)가 보리 및 보리를 포함하는 식품에 '관동맥질환(심장병) 위험 저하에 도움이 된다'고 제품에 표시하는 것을 허가하고 있을 정도입니다.

게다가 β-글루칸이 면역계에 작용한다는 사실도 판명되었습니다. β-글루칸은 대식세포나 수상세포 등에 결합해 T세포나 NK세포라는 면역세포를 활성화시킵니다. 이는 동물실험에서 확인된 단계는 아니지만 인체의 면역계에도 유효하다는 사실은 충분히 생각해 볼 수 있겠습니다.

또한 장내 환경을 조절한다는 것도 밝혀졌습니다. 보리에 풍부하게 함유된 수용성 식물섬유가 대장 내에 존재하는 선옥균의 영양원이 되어 선옥균이 증식하면 질병이나 노화의 원인이 되는 악옥균의 증가를 억제한다는 효과가 판명되고 있습니다.

앞서 말한 FDA의 건강강조표시(헬스클레임)에 따르면 효과가 있는 보리 β-글루칸 섭취량은 하루 3g으로 되어 있습니다. 따라서 보리 100g강(强)(짓기 전의 양)을 먹으면 섭취 할 수 있게 됩니다. 최근 보리 중에서도 β-글루칸 함유량이 조금 많은 찰보리가 주목을 받고 있습니다. 찰보리는 식감이 지에밥과 같아 맛있습니다.

보리(찰보리)밥을 지을 경우 3~4인분의 작은 자동밥솥으로 지으면 좋습니다(작은 밥솥은 기능이 별로 없는 간단한 타입이라면 1만 엔 이내로 구입할 수 있습니다). 찰보리밥, 즉 백미2, 찰보리1로 밥을 지을 경우 150g(한그릇)에 216kcal, 식물섬유 2.9g(수용성 식물섬유 1.9g, 불용성 식물섬유 1.0g)이 됩니다. 흰 쌀밥보다 훨씬 많은 식물섬유를 섭취할 수 있습니다. 흰 쌀밥이라면 F·I 값 560으로 상당히 높은 수치이지만 찰보리밥 (쌀2:찰보리1)이라면 F·I 값 74.5와 비교해 상당히 낮은 수치가 됩니다.

그렇기 때문에 아침에 짓고 남은 보리밥은 점심용 주먹밥으로 가지고 가면 좋습니다.

2. 편의점에서 손에 넣는 일식 나물 반찬

최근 편의점에는 진열된 식품이나 식재료에 에너지양을 포함해 식물섬유 함유량까지 적혀있는 것이 있기 때문에 그것을 잘 사용하면 좋습니다.

표 13. 야채 반찬의 에너지양과 식물섬유(파우치 타입)

식품명	에너지양 (kcal)	식물섬유 (g)	F·I 값
①데굴데굴 야채 돼지고기 된장찌개	170	1.8	94
②9가지 재료가 들어간 비지	148	2.7	55
③죽순조림	48	3.1	15
④무말랭이조림	54	3.8	14
⑤우엉샐러드	155	4.2	37
⑥7가지 재료가 들어간 닭고기조림	134	4.5	30
⑦우엉조림	101	4.9	21
⑧톳조림	73	5.2	15
⑨원재료의 맛 야채조림	185	8.2	23

출처: 세븐일레븐의 데이터를 바탕으로 작성

그 예로 세븐일레븐의 야채반찬(파우치 타입)의 에너지와 식물섬유 함유량(1봉지당)을 표 13에 제시해 보았습니다.

이렇게 파우치 타입의 식품을 한 번에 전부 먹으면 에너지양, 식물섬유 섭취량을 명확하게 알 수 있습니다. 또한 모두 먹는 것이 힘들다면 2회로 나누어 먹어도 좋습니다. 그리고 섭취 에너지양이 신경 쓰이는 사람은 F·I 값을 고려해 섭취하면 살이 잘 찌지 않고 장에 부담이 가지 않는 식품을 선택할 수 있습니다.

겨울이 되면 몸이 차가워지기 때문에 따뜻한 음식이 먹고 싶어집니다. 그때 편의점에서 선택하고 싶은 것이 오뎅(간장으로 간을 한 국물에 어묵과 무, 곤약,

---

36) 벼과에 속하는 작물

삶은 달걀 등을 넣고 끓인 일본 요리)입니다. 오뎅의 재료는 식물섬유 함유량이 많고 게다가 에너지양이 적은 식재료가 많기 때문에 잘 선택하면 아주 건강해집니다. 바로 '즐겁게 건강'해 지고 싶을 때 추천하는 것이 편의점의 오뎅입니다. 단 혈압이 높고 염분이 걱정되는 사람은 뜨거운 물에 한번 씻어서 먹으면 좋습니다.

표 14. 오뎅 재료의 에너지양과 식물섬유량

식품명	에너지양 (kcal)	식물섬유 (g)	F·I 값
① 튀긴 두부(66.5g)	110	0.7	157
② 코부마키(28g)	7	0.8	8.8
③ 양배추롤(76g)	39	1.0	39
④ 간한 무(77g)	13	1.0	13
⑤ 곤약(64g)	11	1.7	10
⑥ 실곤약(82g)	11	2.0	5.5
⑦ 계란(53g)	77	0	–

출처:세븐일레븐의 데이터를 바탕으로 작성

3. 편의점 오뎅 최강설

표 14는 용기 한 그릇에 여러 가지 재료를 담았을 때의 예입니다. 이를 보고 알 수 있듯이 저칼로리로 먹고 싶을 때는 무, 곤약, 실곤약 등을 많이 먹으면 배도 부르고 만족감도 높아집니다.

이 표를 보면 오뎅의 재료는 에너지양이 낮고 식물섬유도 비교적 많다는 것을 알 수 있습니다.

더운 여름을 제외하고 1년 내내 먹고 싶은 음식이 많이 있을 텐데요. 예를 들면 오뎅은 조합에 따라 식물섬유를 많이 섭취할 수도 있으며 에너지 섭취량을 억제할 수 있습니다.

오뎅 재료에도 저·중·고 칼로리가 있습니다. 대표적으로 곤약이나 실곤약은 제3장에서 설명한 바와 같이 칼로리가 낮은 것에 비해 식물섬유를 풍부하게 함유한 건강식품입니다.

·저칼로리: 곤약, 실곤약, 알곤약, 무, 코부마키. 중간 칼로리인 것으로 한펜, 구운 어묵, 소 힘줄
·고칼로리: 구운두부, 튀긴 두부, 간모, 감자, 유부모치 주머니 등

그 날 아침, 점심의 식사 내용을 생각하여 오뎅의 재료를 정하면 좋습니다. 오뎅의 두부나 묵 종류는 대두단백질 및 생선의 단백질이 풍부하고, 삶은 계란 등은 동물성 단백질을 섭취할 수 있어 양질의 음식이라고 할 수 있습니다.

계란은 일찍이 콜레스테롤을 상승시킨다는 주의를 받기도 했었지만, 현재 이런 생각은 인정되고 있지 않습니다. 양질의 단백질원이며 아미노산 지수도 높아 적극적으로 섭취해야 하는 음식입니다.

그리고 염분이 신경 쓰이는 사람이라면 약간 싱거워지겠지만 한번 뜨거운 물에 씻으면 염분이 저하되고 그만큼 부족한 맛은 겨자나 후추 등으로 보충하면 됩니다.

정말로 편의점 오뎅은 다이어트에 최강인 반찬입니다.

4. 편의점 간식, 가볍게 먹는다면

너무 배가 고플 때 편의점 등에서 간식이나 간편식을 사서 먹는 경우가 있습니다. 하지만 주의해야 할 것이 에너지양입니다. 그래서 식품명과 에너지양을 표 15에 간단히 정리하였습니다.

단 칼로리는 대중입니다. 상품에 따라 다른 경우가 있습니다.

표 15. 편의점 간식, 간편식의 에너지양

식품명	용량	에너지양(kcal)
아이스캔디	1개	70
카페오레 아이스바	1개	133
스트로베리 요구르트바	1개	311
초코콘아이스크림	1개	264
바닐라아이스크림	1개	267
초코칩 바닐라아이스크림	1개	326
커피젤리	1개	143
후르츠젤리	1개	212
요구르트	1개	144
사과요구르트	1개	136
과일요구르트	1개	121
귤젤리	1개	182
아몬드 젤리	1개	115
치즈케이크	1개	195
슈크림	1개	226
롤케이크	1개	227
몽블랑	1개	289
마롱케이크	1개	210
푸딩	1개	236
푸딩아몬드	1개	277
생초콜릿	9조각	259
에클레어	1개	262
치즈수플레	1개	118
찹쌀떡	1개	285
도라야키	1개	301
단팥죽	1팩	409
와라비모치	1팩	230
티라미수	1개	323
고구마 맛탕	1팩	414
고기만두	1개	238
팥만두	1개	254

식품명	용량	에너지양(kcal)
피자만두	1개	240
핫도그	1개	333
모듬 오뎅	1팩	321
튀김	1팩	321
후랑크소시지	1개	298
햄샌드	1팩	291
참치계란샌드	1팩	300
민스커틀릿샌드	1팩	513

출처: 세븐일레븐, 로손 등의 웹사이트를 바탕으로 작성

5. 과일의 효용

최근에는 과일 등을 판매하는 편의점도 있습니다. 1년 내내 간단하게 먹을 수 있는 과일의 대표선수는 바나나, 사과 등입니다. 여기서는 이들 과일의 효용에 대해서 말해 보겠습니다.

• 바나나

가장 간단하게 먹을 수 있고 가격 부담도 없는 것이 바나나일지도 모릅니다. 바나나는 100g 1개에 에너지양 86kcal로 비교적 저렴하여 간식으로 알맞습니다. 바나나에는 마그네슘(100g 중 32mg), 칼륨과 같은 미네랄류, 비타민B군, 비타민E, 엽산, 아미노산의 일종인 트립토판(세로토닌 합성에 필요한 물질 중 하나), 식물섬유(100g 중 수용성 식물섬유 0.1g, 불용성 식물섬유 1.0g) 등의 여러 성분이 함유되어 있습니다.

일본인의 필요영양성분에서 부족한 것이 마그네슘(1일 필요량 300~320mg), 식물섬유(현재 1일 평균 섭취량 13~14g, 필요량 20g) 등이 있는데 이들을 보충하는 데 유용한 것이 과일입니다. 하루 중 잠깐 배가 고플 때 간식으로 바나나를

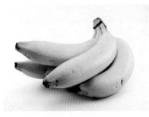

사진 62. 바나나(banana)

먹으면 배고픔이 해결됩니다.

또한 일본인은 1일 3끼 중 저녁식사 중심의 생활을 하고 있습니다. 그리고 밤 늦게 직장에서 돌아와 저녁을 뚝딱 해치우고 그대로 잠을 자 버리는 사람도 많을 것으로 생각됩니다. 이러한 리듬의 반복이 여러 해 동안 축적되면 비만이나 대사증후군 등으로 이어지는 것이 아닌가라는 생각이 듭니다.

덧붙여 말하면 유럽의 나라들, 이탈리아, 프랑스, 독일 등을 보면 점심에 무게를 두고 저녁은 상당히 간단하게 먹는 케이스가 많습니다(예를 들어 독일 등에서는 콜드밀과 빵만 먹는 등). 물론 정식 디너의 경우는 풀코스를 먹지만 일상적인 저녁은 극히 간단하게 해결하는 것 같습니다.

그래서 일본인의 습관이 되어 버린 저녁식사의 양을 억제하는 방법으로 저녁 6시경, 또는 일을 마치고 돌아와 바로 바나나 2개(1개 100g으로 2개 합계 172kcal)와 수분(녹차나 홍차 등) 200ml를 먹고 잠시 후에 저녁을 먹는 방법을 고안했습니다. 바나나 2개와 수분 200ml를 먹으면 거의 만복이 되어 저녁을 많이 먹을 수 없게 되는 것입니다.

이 방법으로 11명의 경도비만인 사람들에게 바나나를 1개월간 계속 먹게 한 결과, 11명 중 9명이 체중을 줄여 평균 1.7kg의 감량이 가능했습니다. 게다가 딱 봐도 눈에 띌 정도로 팔뚝 둘레가 최대 2.4cm 가늘어 졌습니다. 거기에 공복감도 없고 무리한 다이어트를 할 때와 달리 몸의 이상도 없이 잠도 잘 자고 배변도 양호해 졌습니다. 근처 편의점에서 돌아오는 길에 바나나를 사는 것만으로 이런 식사 요법도 가능한 것입니다.

또한 저는 일본 바나나 협회와 공동으로 바나나가 피부와 장에 미치는 효과를 조사하였습니다. 21명의 여성에게 하루 2개의 바나나를 매일 4주간 섭취하도록 한 결과, 바나나 섭취 4주 후 배변 상태가 개선되고 이와 함께 피부의 밝기, 수분, 지방분, 탄력 등의 항목이 의미 있게 개선되었습니다. 수분에 관해서도 바나나 섭취

2주 전과 비교하여 바나나 섭취 4주 후에는 상당히 수분이 증가하였습니다.

이렇듯 바나나를 잘 섭취하는 것으로 체중 조절이나 피부 개선도 가능합니다.

• 사과

또한 최근에는 사과도 1년 내내 먹을 수 있는 과일이 되었으며, 껍질과 알맹이의 경계 주위에 존재하는 '사과 폴리페놀'의 작용이 차례로 밝혀지기도 하였습니다.

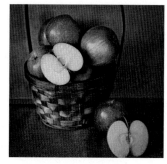

핀란드에서 실시된 역학적 연구에서는 사과의 폴리페놀류가 뇌졸중이나 심질환의 위험성을 낮출 가능성이 있다는 사실이 보고되었습니다. 사과를 섭취하면 뇌졸중 위험을 약 40% 감소시킨다고 합니다.

사진 63. 사과(apple)

게다가 사과에 많이 함유되어 있는 애플펙틴은 수용성 식물섬유의 일종이라고 일컬어지고 있으며 대장 관련 질병에 유용하다는 사실이 입증되었습니다. 토야마 의과약과대학의 타자와 켄지 교수팀의 연구에 의해 애플펙틴이 대장암의 발생을 억제하는 작용을 한다는 사실이 쥐 실험에 의해 확인되었습니다. 또한 같은 펙틴이라도 귤이나 레몬과 같은 감귤류(시트러스)의 팩틴보다 애플펙틴 쪽이 대장암의 발생을 억제하는 효과가 크다는 것도 확인되었습니다.

조금 어려운 이야기지만 애플펙틴을 섭취하면 왜 대장암의 발생이 억제되는지 과학적인 해설을 더해보겠습니다. 그것은 애플펙틴 섭취 시 담즙산의 장관순환 비율이 증가하여 변으로의 배출이 감소됨으로 인해 분변 중의 1차 담즙산 농도가 낮아지는 것을 확인한 바 이러한 상태가 대장암 발생을 억제하는 하나의 요인으로 작용하는 것입니다.

• 키위

최근 젊은 여성들은 과일을 그다지 먹지 않습니다. 살이 찐다든가 손질하는 것이 귀찮다는 등의 이유가 있는 것 같습니다. 하지만 과일에는 식물섬유가 많다는 점 등 이점도 많습니다. 간단하게 먹을 수 있고 몸과 장에 좋은 것 중 하나로 키위가 있습니다. 키위의 특징은 키위 100g에 함유된 식물섬유 중 불용성 식물섬유는 1.8g, 수용성 식물섬유는 0.7g이라는 이상적인 밸런스를 갖췄다는 것입니다.

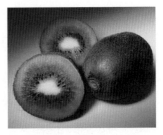

사진 64. 키위(kiwi fruit)

제스프리(뉴질랜드에 본부를 둔 키위 판매회사)의 협력을 얻어 조사를 한 결과 매일 배변을 하지 않는 중학생들에게 키위를 14일간 먹도록 하자 배변 횟수 1일 1회인 사람이 64.5%가 되었고 1일 2회 이상이라고 대답한 사람들을 더하면 약 70%에게 변통 개선 효과가 확인되었습니다.

이렇듯 자연 과실을 매일 먹는 것만으로 몸과 장에 좋다는 것을 알게 되었으니 건강보조식품 등이 아닌 이러한 과일들을 매일 하나라도 먹어야 합니다. 그리고 이 과일들은 편의점에서도 구할 수 있습니다(구할 수 없으면 슈퍼마켓에 가서 조금 넉넉하게 구입해 두면 좋겠죠).

표 16. 사이제리야[37]의 주요 야채요리

식품명	에너지양 (kcal)	식물섬유 (g)	F·I 값
①시골풍 미네스트로네	91	1.4	65
②샐러리 피클	43	1.5	36
③쉐프 샐러드	187	1.5	169
④양배추와 엔초비 소테	90	1.6	56
⑤새우 샐러드	147	1.8	130
⑥미역샐러드	121	2.3	88
⑦시금치 소테	121	4.3	28
⑧부드러운 푸른대콩 온샐러드	232	7.7	18

출처:사이제리야의 웹사이트를 바탕으로 작성

37) 일본 패밀리 레스토랑

칼럼 8. 이탈리아 레스토랑에서 건강식

편의점처럼 간편한 식사를 할 수 있는 곳으로는 패밀리 레스토랑이 있습니다. 적당한 가격으로 맛있는 음식을 간단하게 먹을 수 있습니다. 메뉴에 에너지양이나 경우에 따라서는 식물섬유량이 적혀있는 곳도 있지만 대부분의 레스토랑에는 기재되어 있지 않은 것 같습니다. 그래서 알아두면 편리한 데이터를 소개해 두겠습니다.

표16에 나타냈듯이 사이제리아는 이탈리아 요리점으로 Fiber-Rich, 즉 식물섬유를 함유한 메뉴가 많기 때문에 파스타 및 메인(고기 또는 생선)요리와 잘 조합하면 1회 식사량의 에너지양을 어느 정도 조절하고 식물섬유 섭취량을 증가시키는 것이 가능합니다. 하지만, 이탈리아 레스토랑의 경우 올리브오일, 치즈 등의 사용 여부에 따라 지방질 섭취량도 증가하는 경우가 있기 때문에 잘 선택해야 합니다. 한층 더 칼로리 조절이 필요한 사람은 F·I 값이 낮은 것을 선택하면 효과적입니다.

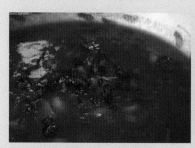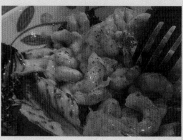

사진 65. 사이제리아의 미네스트로네　　사진 66. 사이제리야의 새우 샐러드

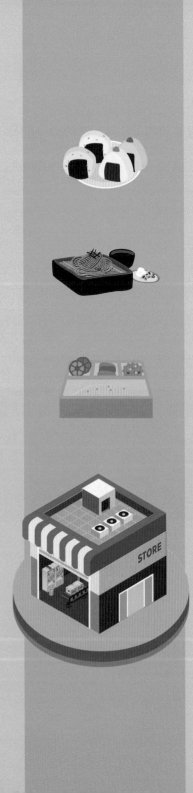

Chapter **08**

편의점에서 간단하게!
이것이 이상적인 음식 궁합

전 장에서 상품을 고르는 포인트를 짚어보았습니다. 이번 장에서는 그 상품들을 '더하기·빼기 법칙'을 사용하여 어떻게 구성하고 섭취하면 건강해질까를 생각해 보겠습니다.

여러분은 이미 건강식에 대하여 충분히 이론과 테크닉을 익혔을 테지만, 마지막으로 아침·점심·저녁 식사의 구체적인 예와 증상별 식사를 정리해 보겠습니다.

또한 본서의 복습을 겸하여 해설을 더하겠습니다.

1. 이것이 이상적인 아침·점심·저녁 식사

• 아침식사 편

바쁜 아침에는 귀찮다는 이유로 배가 고프지 않으면 식사를 하지 않는 사람들이 꽤 많습니다. 하지만 아침식사를 하지 않으면 아침의 위·결막반사~대연동이 일어나지 않고 그 결과 배변으로 이어지지 않아 변비가 될 가능성이 생기기 때문에 아침을 거르는 것은 피하는 것이 좋습니다. 이는 또한 한 끼를 거르는 것이 되므로 하루의 식물섬유 섭취량도 감소하게 됩니다.

우선은 대강의 식사 내용에 관해 이야기해보겠습니다.

건강법에 관한 책을 보면 아침을 먹지 않고 하루 섭취 에너지양을 억제하면서, 탄수화물을 뺀 육류나 알코올을 원하는 만큼 먹거나 마셔도 한 달에 0kg을 감량했다는 등의 이야기를 자랑스러운 듯이 하고 있지만, 아침을 거르는 것은 인간의 생체리듬에는 그다지 좋지 않습니다.

이것은 아침에 일어났을 때는 부교감신경이 우위인 상태에서 점점 긴장모드인 교감신경 우위가 된다는 이야기입니다. 이와 함께 위에 음식물이 들어오면 위·결장 반사, 나아가서는 배설로 이어지는 대연동은 아침에 가장 강하게 일어납니다. 이 대연동은 하루에 2~3회 일어나며 점심식사 후에도 일어나는 경우가 있지만 아침에 가장 강합니다. 따라서 아침식사를 하지 않는 것은 아침의 가장 강한 대연동을

놓치는 것으로 이어집니다. 하지만 아침을 많이 먹지 못하는 사람도 있기 때문에 훈련이 필요할지도 모릅니다.

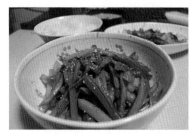

사진 67. 우엉조림

일식을 좋아하는 사람이라면 보리밥 한 그릇, 된장국(두부, 유부 등), 낫토, 우엉 조림, 절임(노자와나 또는 스구키즈케) 등의 구성이 좋습니다. '장수(腸壽)=장수(長壽)'를 목적으로 하는 식사로 좋은 것은 칼로리 제한, 항산화물질, 나아가서는 프리바이오틱스로서의 식물섬유 및 식물성 유산균의 조건을 충족하는 구성입니다.

상기의 구성으로 된 아침식사는 누구나 간단하게 섭취할 수 있습니다. 게다가 상기의 식품 및 식재료는 대부분 모두 편의점에서 구할 수 있습니다.

당일 편의점에서 구입해 사무실 등에서 아침식사를 한다면 첨가물이 거의 들어 있지 않은 세븐일레븐의 '소금 주먹밥'과 컵 된장국, 낫토 등을 구입해 먹으면 좋습니다.

다음으로 양식파에게 추천하고 싶은 식사를 소개하겠습니다. 간편하고 인기 있는 것이 샌드위치이지만 햄이나 치즈 등의 샌드위치에는 제6장에서 설명한 '눈에 보이지 않는 기름' 등도 많기 때문에 가능한 한 피하는 것이 좋습니다. 만약 편의점 에서 구하는 것이라면 밀기울로 만든 브랜빵(내추럴 로손 등에서 구입 가능)에 더하기 법칙으로 EXV 올리브오일과 함께 먹으면 맛있고 건강에도 좋습니다.

그리고 무당·무첨가 블랙커피에 올리고당을 넣어 마시면 좋습니다(더하기 법칙). 만약 가능하다면 삶은 달걀 1개를 먹으면 균형이 잡힙니다. 달걀은 아미노산 지수 100으로 영양가가 높습니다. 게다가 저·무지방 요구르트에 올리고당을 넣어 먹으면 좋습니다.

• 점심식사 편

점심식사는 아무래도 바쁠 경우 편의점 음식이나 패스트푸드로 대체하는 사람들이 많을지도 모릅니다. 사실은 점심식사야말로 유럽처럼 느긋하게 반찬 가짓수를 많이 늘어놓고 먹어야 좋지만 일본인의 습관상 쉽지 않습니다.

그렇다면 편의점에서 구입할 경우, 어떤 구성이 좋을까요?

간단하다는 이유로 편의점 도시락을 집는 사람들이 많을지도 모르지만, 야채 종류가 적고, 특히 식물성 유산균을 함유한

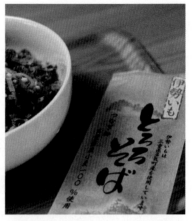

사진 68. 토로로소바(とろろそば)[38]

절임 등이 거의 없는 식사라고 할 수 있습니다. 이래서는 '장수(腸壽)=장수(長壽)'를 목적으로 하는 식사 스타일과는 거리가 멉니다. 즉 칼로리 오버, 식물섬유 섭취량 저수치, 식물성 유산균 저수치가 되고 맙니다.

그럼 구체적으로 어떤 점심식사가 좋을까요.

하나의 예로 '소바(메밀국수)'를 들 수 있습니다. 편의점에서 판매하고 있는 자루소바는 한 끼 식사분 207g에 칼로리는 329kcal, 식물섬유 4.4g, 토로로소바는 한 끼 식사분 400g에 364kcal, 식물섬유 3.4g입니다[39].

여기에 샐러드에 올브랜을 잘게 부셔서 토핑하고 논칼로리 드레싱과 EXV 올리브오일을 1대1로 섞은 드레싱을 뿌린 것을 한 접시 더하고(더하기 법칙), 나아가서는 사과 1개를 통째로 먹으면 점심식사로 대만족이며 누구라도 배부르게 먹을 수 있습니다.

---

38) 카케소바(掛けそば)에 참마를 강판에 간 것과 계란 흰자를 넣은 메밀국수

39) 참고: 『외식·델리카·편의점의 칼로리 가이드』 여자영양대학출판부. 이하도 같은 책의 데이터를 바탕으로 함

소바는 예로부터 전해온 일본의 패스트푸드라고도 할 수 있기 때문에 의외로 매일 먹어도 질리지 않습니다. 하지만, 소바에 질렸다면 칼로리는 조금 높지만 미트소스 스파게티를 추천합니다. 한 끼 식사분 380g 당 534kcal, 식물섬유 4.4g, 여기에 올브랜을 토핑하면(더하기 법칙) 맛있습니다. 그리고 샐러드와 사과를 먹으면 칼로리는 조금 높아지지만 식물섬유 섭취량은 충분합니다.

밥이 먹고 싶으면 아침식사로 제시한 소금 주먹밥, 된장찌개, 샐러드, 사과 1개 또한 충분한 점심식사가 됩니다.

이상과 같은 식사 스타일을 이른바 '지중해식 일식'이라고 할 수 있습니다.

• 저녁식사 편

저녁식사는 아침식사, 점심식사를 먹는 방법에 따라 대강의 칼로리 섭취량을 결정합니다. 또한 잠자기 3시간 전에 저녁을 먹을 경우에는 위의 80% 정도의 양이 좋습니다. 섭취 칼로리를 초과하면 비만으로 이어집니다.

또한 자기 전 3시간 이내에 식사를 하면 야간, 특히 공복에 분비되는 호르몬인 모틸린이 분비되지 않습니다. 모틸린은 야간의 소화관운동을 일으켜 노폐물(변의 원료)을 직장으로 이동, 소화관을 운동시킵니다.

그러나 자기 전 3시간 이내에 식사를 하면 모틸린이 분비되지 않아 소화관 운동이 저하되어 다음날 아침 배가 고프지 않게 되고 게다가 배변촉진운동도 일어나기 힘듭니다.

이를 바탕으로 편의점 음식을 메인으로 한 저녁식사를 소개해 보겠습니다.

• 보리밥 한 그릇

보리생활의 보리밥(오츠카제약)이면 한 끼(150g)로 에너지양 209kcal, 단백질 5.4kg, 탄수화물 46.7g, 당질 42.2g, 식물섬유 4.5g입니다. 또한 여러 가지 효과가 있는 수용성 식물섬유의 일종인 β-글루칸도 3.0g 함유되어 있습니다.

또한 된장국(튜브에 된장이 들어있는 인스턴트로 가능)에 아오사노리 한 움큼, 거기에 실곤약 20g을 넣으면 식물성 유산균, 글루코만난 등의 식물섬유도 많이 섭취할 수 있습니다.

거기에 식물성 유산균이 풍부한 스구키즈케 등을 섭취합니다.

메인으로는 고등어 소금구이(세븐일레븐)가 맛있고 EPA·DHA 등도 섭취할 수 있어 좋습니다.

샐러드에는 현미 후레이크를 부셔서 뿌리고 논칼로리 드레싱과 EXV 올리브 오일을 1대1 비율로 뿌려 먹으면 좋습니다.

그리고 이렇게 식사했는데도 칼로리양에 여유가 있는 사람은 하프컵 다이어트 메뉴에서 1~2가지를 더 선택해 먹으면 좋습니다.

어느 쪽이든 아침·점심·저녁 메뉴에서 일식과 EXV 올리브오일을 잘 섭취할 수 있습니다.

2. 신경 쓰이는 증상별 편의점 음식 이용법

• 당뇨병, 대사증후군, 비만인 사람

당뇨병, 대사증후군, 비만인 사람이 편의점 음식을 이용할 때 주의해야할 것은 다음의 4가지입니다.

① 칼로리 제한
② 항산화물질을 섭취한다
③ 당질을 어느 정도 억제한다(달고 짠맛에 주의)
④ 장내 환경 개선

당질은 탄수화물에서 식물섬유를 뺀 것도 포함되므로 우선은 단맛에 주의하고 다음으로 탄수화물의 과잉 섭취에 주의합니다. 식물섬유는 혈당치나 콜레스테롤 수치를 억제하는 의미에서도 적극적으로 섭취해야 합니다. 혈당치 상승을 억제하는 식물섬유 함유량이 많은 식재료를 선택하는 것이 기본이 됩니다.

흰 쌀밥보다도 보리밥을 추천합니다. 흰 쌀밥(가득 250g)에는 식물섬유량 0.5g, 보리밥(150g)에는 식물섬유량 4.5g으로 커다란 차이가 있습니다. 이 보리밥에는 β-글루칸이라는 수용성 식물섬유가 많이 함유되어 있어 혈당치 상승을 억제하는 효과가 인정되고 있습니다.

또한 혈당치의 상승을 억제하는 식재료로서 밀기울(브랜)을 들 수 있습니다. 밀기울은 밀이나 쌀의 외피를 말하는데 식물섬유가 많이 함유되어 있는 이 밀기울을 많이 함유한 빵이나 쿠키 등이 최근 많은 편의점에서 판매되고 있습니다.

이를 바탕으로 추천하는 메뉴는 다음과 같습니다.

• **당뇨병, 대사증후군, 비만 대책에 바람직한 식품·도시락**

1) 닭 소보로 도시락

2) 고등어 된장조림 도시락

3) 닭고기 양념구이 도시락

4) 오뎅

5) 자루소바

6) 텐돈

7) 오야코돈

8) 오므라이스

9) 명란젓 스파게티

10) 바실리코 스파게티

11) 페페론치노 스파게티

12) 토마토소스 스파게티

13) 닭튀김 도시락

14) 일본식 중화냉면

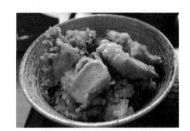

사진 69. 텐돈(天丼)[40]

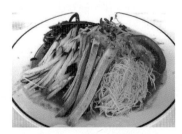

사진 70. 일본식 중화냉면[41]

---

40) 그릇에 담은 밥 위에 덴푸라를 올린 덮밥의 일종.

41) 차게 식힌 중화면에 채소, 고기나 햄, 달걀지단 등을 얹어 초간장 육수를 부어먹는 일본식 중화요리.

15) 미트스파게티

16) 매실 주먹밥

17) 가다랑어포 주먹밥

18) 연어 주먹밥

단 고칼로리라면 일부를 남기는 것도 필요합니다.

• **피하는 것이 좋은 도시락**

1) 돈까스 도시락

2) 카츠카레

3) 카츠돈 도시락

4) 까르보나라 스파게티

5) 불고기 도시락

6) 참치마요 주먹밥

• **대장 질환(대장암, 대장 종양)이 있는 사람**

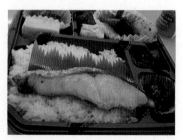

제4장에서 설명했듯이 붉은 고기(레드 밀), 가공육(햄·소시지)의 과잉 섭취(하루 80g 이상)는 대장암의 위험인자이기도 하기 때문에 가능한 한 닭고기, 어패류로 섭취해야 합니다.

즉 편의점 음식을 먹을 때 돈까스, 불고기, 햄·소시지 등의 가공육을 과잉 섭취하지 않도록 주의를 기해야 합니다. 구체적으로

사진 71. **연어 도시락**

붉은 고기는 하루 80g 이내로 먹는 것이 예방으로 이어집니다. 가능하면 어패류를 균형 있게 섭취해야 하지만 편의점 도시락 종류로는 연어 도시락 등으로 밖에 섭취할 수 없기 때문에 주의가 필요합니다.

또한 샐러드를 먹으면 식물섬유를 섭취한 기분이 들지만 사실 생야채로는 식물섬유를 그다지 섭취할 수 없습니다. 열을 가한 야채 쪽이 식물섬유를 많이 섭취

할 수 있습니다. 때문에 건더기가 많은 된장국이나 야채가 풍부한 미네스트로네 스프 등을 섭취해야 하지만 편의점 음식으로는 무리일지도 모릅니다.

그래서 식물섬유 섭취량이 충분하지 못하다고 느꼈을 때는 '더하기 법칙'을 적용해야 합니다.

편의점의 야채샐러드(올브랜 등을 토핑으로 더한다), 나아가서는 스파게티에 올브랜이나 실곤약 등을 더하면 저칼로리에 식물섬유량을 조금이라도 보충할 수가 있습니다. 인스턴트 된장국에 실곤약을 적당량 더해도 맛있습니다.

3. 엄격한 칼로리 제한이 필요한 사람의 아침·점심·저녁 식사

엄격한 칼로리 제한이 필요한 케이스에 관하여 이상적인 식사 예를 소개하겠습니다.

칼로리 컨트롤이 필요한 사람은 아침, 점심식사를 어느 정도 고정해 두고 저녁에 변화를 주는 쪽이 편할지도 모릅니다.

• 아침식사(집에서 먹는 경우)

일식이라면 보리밥에 야채나 버섯 된장국, 거기에 일식에 어울리는 반찬 한가지와 식물성 유산균이 많이 함유된 절임 등을 더하면 좋습니다.

양식이라면 보리빵이나 현미 후레이크, 그래놀라에 우유를 더한 것, 그리고 야채 스프, 요구르트 등을 더하면 좋습니다.

호밀빵은 100g 중 5.6g으로 곡류 중에서 제일가는 식물섬유 함유량을 가집니다. 한 끼분(얇게 썬 2장 약 60g)으로 약 3.4g의 식물섬유를 섭취할 수 있습니다. 또한 비타민 B1도 풍부합니다. 빵은 포화지방산이 많은 버터나 리놀산이 많은 마가린을 피하고, 당질이 많은 잼 등이 아닌 EXV 올리브오일을 곁들이며 먹는 것을 추천합니다.

현미 후레이크는 원컵 50g이면 식물섬유 1.8g, 그래놀라라면 원컵 70g으로
식물섬유 2.6g이 됩니다.

이상의 아침식사로 일·양식 모두 400~500kcal가 됩니다.

• **아침식사(편의점에서 사는 경우)**

우선 안전하고 맛있게 손에 넣을 수 있는 것은 소금 주먹밥(세븐일레븐)입니다.

• **점심식사(편의점에서 사는 경우)**

점심식사는 편의점을 이용하는 사람이 많을 것이라 생각합니다. 여기서도
일식파라면 주먹밥이 등장합니다.

① 주먹밥 1개 190kcal, 식물섬유 1.1g 전후, 사과 1개 140kcal, 식물섬유로서
  4g 전후, 샐러드(현미 후레이크, 논오일 드레싱+EXV 올리브오일 첨가) 75kcal이
  내용이라면 에너지양으로 405kcal, 식물섬유 5.5~5.8g 전후를 섭취하는
  것이 됩니다. 여기에 네리미소 타입의 컵 된장국을 더하면 만족감도 있는
  데다가 식물성 유산균을 섭취할 수도 있습니다.

② 소바(메밀국수)
  소바 한 그릇은 식물섬유 5g 전후, 사과 1개 140kcal, 식물섬유 4g 전후.
  자루소바라면 329kcal, 식물섬유 4.4g이 됩니다.

③ 파스타
  최근 편의점에서 따뜻한 파스타를 구입할 수 있게 되었습니다.
  미트소스 스파게티는 534kcal로 식물섬유 4.4g, 단백질 20g, 지방질 18.3g
  입니다.
  미트소스 스파게티에 올브랜 오리지널을 봉지채 손으로 살짝 부셔서 10g
  (식물섬유 3.2g)을 토핑합니다. 올브랜 오리지널의 바삭바삭한 식감이

프라이드 어니언 토핑과 같은 식감으로 포인트가 되어 아주 맛있습니다.
그리고 미트소스 스파게티의 식물섬유 4.4g에 올브랜 오리지널 3.2g이
더해지면 7.6g이나 되는 식물섬유를 섭취할 수 있습니다.

여기에 디저트로 사과 1개 140kcal, 식물섬유 4g 전후가 더해지면 총 12g의
식물섬유를 섭취할 수 있습니다.

④ 빵, 샌드위치

샌드위치는 재료에 따라 칼로리양,
식물섬유량이 상당히 다릅니다.

햄치즈샌드위치(양상추 많이) 190kcal,
계란샌드위치 283kcal, 카츠샌드위치
348kcal, 믹스샌드위치 354kcal 등
입니다.

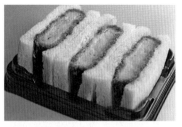

사진 72. 카츠(かつ) 샌드위치

칼로리 제한을 생각한다면 햄치즈
샌드위치(양상추 많이)를 선택해야 합니다. 단, 이것은 식물섬유가 1.3g밖에
함유되어 있지 않습니다. 그래서 샐러드에 올브랜 오리지널 10g을 토핑하여
올리는 것만으로도 식물섬유가 3.2g이 됩니다. 거기에 논오일 드레싱과
EXV 올리브오일 조금을 혼합한 드레싱을 뿌리면 약 70~80kcal 전후가
됩니다.

따라서 식물섬유로서는 4.5g을 섭취하는 것이 되고 섭취 칼로리도 260~
270kcal 전후가 되기 때문에 칼로리 제한이 필요한 사람에게 알맞을지도
모릅니다. 올브랜 오리지널 10g은 약지와 새끼손가락 이외의 3손가락으로
가볍게 약 2움큼 정도입니다.

⑤ 밀기울이 함유된 빵과 콘포타쥬, 샐러드의 구성

이것만으로도 맛있게 먹을 수 있고 게다가 식물섬유가 가득합니다. 칼로리
제한 적응용입니다.

콘포타쥬(패밀리마트, 127kcal)에 앞서 말한 올브랜 오리지널 10g을 넣으면 크루통 등을 대신하는 걸쭉한 스프가 되어 맛있게 먹을 수 있습니다. 단 먹기 직전에 토핑하는 것이 포인트입니다.

여기에 앞서 말한 샐러드와 올브랜 오리지널을 토핑한 것에 논오일 드레싱과 EXV 올리브오일을 섞은 드레싱을 뿌리면 이것 또한 맛있게 먹을 수 있습니다. 즉, 편의점에서 손에 넣을 수 있는 식재료에 올브랜 오리지널이나 EXV 올리브오일 등을 준비해 더하기 법칙을 이용하면 좋습니다. 이것은 누구나 간단하게 할 수 있을 것입니다.

• 저녁식사

지금까지의 예를 종합해 보면 아침식사는 400kcal, 점심식사는 500~600 kcal로 대강 계산이 됩니다.

자신의 적정 에너지양(예를 들면 1,500kcal라든가 1,800kcal 등)에서 아침·점심 식사를 합한 900~1,000kcal를 뺀 값이 저녁식사의 칼로리양이 됩니다.

이 칼로리양보다 적은 듯이 '원컵법'을 이용하여 식재료나 식품을 선택하면 합계 칼로리 및 식물섬유량의 총 값을 계산할 수 있을 것입니다. 단, 장에 좋은 유산균 등도 섭취해야하기 때문에 아침·점심·저녁에 소량씩 야채절임 등을 먹으면 식물성 유산균과 함께 식물섬유를 섭취할 수 있습니다.

또한 저녁식사 메뉴는 주식을 보리밥으로 하고 야채 스프 혹은 건더기가 많은 된장국, 그리고 하프컵 메뉴 중에서 에너지량과 식물섬유량을 보고 선택하면 적정 칼로리를 지키는 메뉴(식물섬유를 확실하게 알 수 있는 메뉴)가 가능해집니다. 아침·점심·저녁 식사의 일부 메뉴를 고정시켜 익숙해지면 의외로 간단합니다.

또한 저녁식사 때까지 배가 고픈 사람은 간식으로 아몬드 1온스 28g(아몬드 23알)을 먹으면 식물섬유 3.3g을 먹을 수 있습니다. 아몬드는 지중해식 식생활 속에서 간식으로서도 대표적인 것 중 하나입니다.

저녁식사의 주식으로는 보리밥(보리생활 보리밥 일본식 다시국물 조리, 오츠카제약, 내추럴로손 등에서 구입 가능)이 좋습니다.

이 보리밥에 된장국(인스턴트도 가능), 절임, 오뎅을 더하면 훌륭한 저녁식사가 됩니다.

칼로리 제한이 필요한 사람을 위해서 저녁식사의 예를 하나 더 들겠습니다.

보리밥 한 그릇에 된장국 한 그릇(이것은 가능하면 양파, 당근, 양배추 등의 야채를 많이 넣은 건더기가 많은 것이 좋다. 경우에 따라서는 실곤약을 넣는다), 절임, 하프컵에서 선택한 우엉조림 1/2컵, 연어 소금구이 1/2컵, 여기에 야채 샐러드 등을 선택하면 어느 정도의 양을 먹을 수 있고 게다가 칼로리 오프, 식물섬유 섭취량이 올라가는 메뉴가 됩니다.

이 음식 스타일도 이른바 '지중해식 일식'에 가깝다고 할 수 있습니다.

권말에는 이 지중해식 일식을 비롯해 여러 가지 음식 스타일의 메뉴의 예를 들어놓았으니 꼭 참고해 주시기 바랍니다.

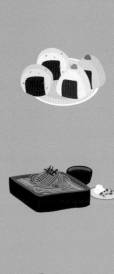

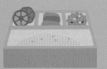

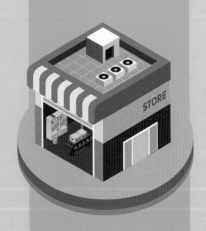

부 록

추천 건강 메뉴

〈지중해식 식사〉

아침	커피 한잔, 빵(잼), 계절 과일
점심	전채(생 햄, 야채 마리네), 파스타 메인(아꾸아 빠짜, 생선), 커피
저녁	사실 메인은 점심이기 때문에 미네스트로네 등의 야채스프와 빵

−저지방 다이어트(옛날 일식)

아침	히키와리메시(보리밥), 된장국, 무말랭이, 절임
점심	자루소바
저녁	히키와리메시(보리밥), 된장국, 구운 생선, 절임

〈지중해식 식사 1주일 메뉴〉

	월요일	편의점 음식의 예
아침	머스크멜론 1컵 전립분빵 1장 아몬드버터 1작은술 저지방 요구르트 1컵(200ml)	호밀빵 저지방 요구르트 사과 1개
점심	미네스트로네 스프 1컵(200ml) 저지방 모짜렐라치즈 28g 얇게 썬 신선한 토마토 2장 전립분빵 2장 머스타드 2작은술	스프 내추럴치즈 토마토 그린샐러드 호밀빵
간식	볶은 땅콩 1온스(28g)	로스트 피넛
저녁	구운 황새치 4온스(112g) 고구마 1개 버섯 5개 그린샐러드 1컵 EXV 올리브오일 1큰술 딸기 1/2컵	참치(통조림) 그린샐러드 (EXV올리브오일, 발 사믹식초)
야식	호밀 크래커 2장 땅콩버터 2작은술 스킴밀크 1/2컵	크래커 두유

월요일	편의점 음식의 예
1일 에너지양 1,536kcal 지방 59.5g(전 칼로리의 34%) 포화지방산 11.9g(6.7%) 일가불포화지방산 30.4g(17.2%) 다가불포화지방산 4g(7.3%) 콜레스테롤 80mg 식물섬유 21.3g	

	화요일	편의점 음식의 예
아침	피망 1/4컵 카놀라유 2작은술 바나나 1개 스크램블 에그 1/4컵	그린샐러드 바나나 삶은 달걀
점심	시금치 1/2컵 닭가슴살(껍질제외) 3온스(84g) EXV 올리브오일 1큰술 식초(발사믹식초) 1큰술 참깨빵 1장 스킴밀크 1컵 오렌지 1개	우엉조림 연한 닭가슴살(통조림) 보리밥 오렌지
		볶은 아몬드
간식	볶은 아몬드 1온스(28g)	
		게(통조림)
저녁	대하 1온스(28g) 브로콜리 1컵 푸른 고추 1/2컵 호박씨 1/2컵 땅콩오일(EXV 올리브오일) 2작은술 현미 2/3컵	그린샐러드 EXV 올리브오일 보리밥
		요구르트 아이스크림
야식	프로즌 바닐라 요구르트 1/2컵	
	1일 에너지량 1,529kcal 지방 65.8g(전 칼로리의 37%) 포화지방산 10.2g(5.8%)	

화요일	편의점 음식의 예
일가불포화지방산 36g(20.4%) 다가불포화지방산 13.9g(7.9%) 콜레스테롤 219mg 식물섬유 21.5g	

	수요일	편의점 음식의 예
아침	건포도시리얼 3/4컵 스킴밀크 3/4컵 블루베리 1/2컵 전립분 머핀 1개 아몬드버터 2작은술	현미 후레이크 두유 오렌지
점심	칠면조 가슴살(얇게 썲) 2온스(56g) 전립분 피타빵 1장 알팔파 새싹 1컵 얇게 썬 토마토 머스타드 2작은술 스킴밀크 1컵 살구 1/2컵	연한 닭가슴살 (통조림) 토마토 그린샐러드 두유 사과 1개
간식	볶은 마카다미아너츠	
		시금치 파스타
저녁	시금치 파스타 4온스(112g) 마리나라 소스 1/2컵 게 3온스(84g) 가지 1컵 파르메산치즈 1큰술 믹스샐러드 1컵 EXV 올리브오일 1큰술 식초(발사믹식초) 1큰술	게맛살 그린샐러드 (EXV 올리브오일, 발사믹식초)
야식	복숭아 1개	
1일 에너지양 1,553kcal 지방 60.5g(전 칼로리의 33%) 포화지방산 10.3g(5.7%) 다가불포화지방산 7.9g(4.3%) 콜레스테롤 136mg 식물섬유 29.5g		

	목요일	편의점 음식의 예
아침	전립분 베이글 1개 땅콩버터 1큰술 오렌지주스 1/2컵	베이글 오렌지주스
점심	병아리콩 1/2컵 옥수수 1/2컵 믹스 그린샐러드 1¹⁄₂컵 호두 3/4온스(21g) EXV 올리브오일 1큰술 식초(발사믹식초) 1큰술	병아리콩(통조림) 믹스야채 그린샐러드 호두
간식	볶은 믹스너츠 1온스(28g)	믹스너츠
저녁	닭가슴살(껍질제외) 3온스(84g) 참마 1/2컵 케일 1컵 스킴밀크	연한 닭가슴살 (통조림) 감자샐러드 두유
		저지방 요구르트
야식	저지방 요구르트 1컵 대추야자 열매 1큰술	
	1일 에너지양 1,530kcal 지방 61g(전 칼로리의 34%) 포화지방산 8.9g(5.0%) 일가불포화지방산 29.2g(16.5%) 다가불포화지방산 18.6g(10.5%) 콜레스테롤 8.2mg 식물섬유 23.7g	

	금요일	편의점 음식의 예
아침	와플 1개 아몬드버터 2작은술 라즈베리 1컵 메이플시럽 1큰술 스킴밀크 1컵	와플 두유
점심	빵 2장 지방이 적은 햄 2온스(56g) 저지방 슬라이스치즈 1온스(28g) 머스타드 2작은술	보리빵 햄 슬라이스치즈 토마토

금요일		편의점 음식의 예
	양상추 2장 얇게 썬 토마토 2장 키위 1개 스킴밀크 1컵	그린샐러드 키위
간식	피칸너트 1온스(28g)	
저녁	구운 대구 4온스(112g) 구운 감자 1개 저지방 샤워크림 1큰술 꼬투리째 먹는 청대 완두 1컵 시금치 샐러드 1컵 EXV 올리브오일 1큰술 식초(발사믹식초) 2큰술	고등어 된장구이 (통조림) 감자샐러드 시금치 샐러드
		오렌지
야식	만다린 오렌지 1/2컵	
	1일 에너지양 1,555kcal 지방 61.3g(전 칼로리의 35%) 포화지방산 10.8g(6.1%) 일가불포화지방산 32.2g(18.2%) 다가불포화지방산 10.3g(5.8%) 콜레스테롤 187mg 식물섬유 25.7g	

〈지중해 일식〉

1일째		
어느 병원의 감염식(減塩食)에 지중해식사 재료를 더한 것		**편의점 음식의 예**
아침	보리밥 된장국 햄에그(EXV 올리브오일로 조리) 그린샐러드 (EXV 올리브오일, 발사믹식초)	보리밥(오츠카제약) 인스턴트 된장국 삶은 달걀 그린샐러드
점심	보리밥 미네스트로네스프 야채카레 그린샐러드, 절임 (EXV 올리브오일, 발사믹식초) 사과 1개	보리밥(오츠카제약) 야채스프 인스턴트 카레 그린샐러드 사과 1개
저녁	보리밥 건더기가 많은 된장국 두부 스테이크 (EXV 올리브오일로 전자레인지 조리) 닭고기(껍질제외) 소테 그린샐러드 (EXV 올리브오일, 발사믹식초) 절임	보리밥(오츠카제약) 인스턴트 된장국 두부스테이크 그린샐러드 (EXV 올리브오일) 절임

2일째		
어느 병원의 감염식(減塩食)에 지중해식사 재료를 더한 것		**편의점 음식의 예**
아침	계란 보리밥 한 그릇 (보리밥, 계란, EXV 올리브오일 조금) 된장국 그린샐러드(EXV 올리브오일, 발사믹식초) 절임	보리밥(오츠카제약) 삶은 달걀 된장국(인스턴트) 그린샐러드 (EXV 올리브오일)
점심	보리밥 또는 주먹밥 1개 된장국(인스턴트) 오뎅 (계란, 곤약, 무, 통어묵) 절임 사과 1개	보리밥 또는 주먹밥 1개 된장국 오뎅 절임 사과 1개

2일째		
어느 병원의 감염식(減塩食)에 지중해식사 재료를 더한 것		**편의점 음식의 예**
저녁	보리밥 된장국 고등어 된장구이 우엉조림 그린샐러드 (EXV 올리브오일, 발사믹식초, 소금) 절임	보리밥 인스턴트 된장국 고등어 된장구이(통조림) 우엉조림 그린샐러드

3일째		
어느 병원의 감염식(減塩食)에 지중해식사 재료를 더한 것		**편의점 음식의 예**
아침	보리밥 된장국 말린 전갱이 무말랭이 그린샐러드 1컵 두유 절임	보리밥(오츠카제약) 어묵 그린샐러드 절임 두유
점심	파스타(페페론치니)(실곤약 첨가) 그린샐러드 (EXV 올리브오일, 발사믹식초, 소금) 사과 1개	토마토 파스타 그린샐러드 사과 1개
저녁	보리밥 건더기가 많은 된장국(실곤약 첨가) 두부 스테이크, EXV 올리브 식초된장 딥 EXV 올리브오일을 넣은 낫토 그린샐러드 절임 디저트 쿠즈키리(흑설탕)	보리밥(오츠카제약) 오뎅(튀김두부, 한펜, 통어묵 등) EXV 올리브오일을 넣은 낫토 그린샐러드 절임

4일째		
어느 병원의 감염식(減塩食)에 지중해식사 재료를 더한 것		편의점 음식의 예
아침	호밀빵 1개 야채볶음(실곤약 첨가) 완숙달걀 무지방 요구르트	호밀빵 그린샐러드 삶은 달걀 무지방 요구르트
점심	보리밥 또는 주먹밥 1개(현미) 된장국 우엉조림 또는 톳 그린샐러드 (EXV 올리브오일, 발사믹식초)	보리밥(오츠카제약) 우엉조림 그린샐러드
저녁	보리밥 된장국 고로케 겨자 무침 구운 가지 연어 뫼니에르 절임	보리밥(오츠카제약) 된장국(인스턴트) 시 치킨(통조림) 또는 고등어 소금구이 (세븐일레븐) 고로케 그린샐러드 절임

〈저탄수화물 다이어트〉

1일째		
아침	호밀빵 버터 계란볶음 그린샐러드 야채스프(양파, 당근, 양배추, 콘소메맛) 토마토주스	1개 7g 60g 1컵 1컵 1컵
점심	낫토 언두부조림 그린샐러드 닭가슴살(껍질제외) 소테 내추럴치즈 두유	1컵 1컵 60g 1컵

1일째		
저녁	된장국 돼지고기 소테 야채소테(양파, 팽이버섯, 베이컨) 미니토마토 무와 튀김두부 조림 연어 양념구이	 60g 1컵 3개

2일째		
아침	호밀빵 버터 카레스프(양파, 당근, 양배추, 카레가루) 계란프라이(삶은 달걀) 그린샐러드 토마토주스	60g 7g 1컵 1개 1컵 1컵
점심	계란볶음 말린 전갱이 그린샐러드 스프(양파, 당근, 양배추, 콘소메) 내추럴치즈 두유	60g 1장 1컵 1컵 1개 1컵
저녁	된장국 방어 양념구이 우엉조림 히야얏코(또는 물두부) 돼지고기 소테 그린샐러드	1컵 60g 1컵 1/2모 80g 1컵

3일째		
아침	호밀빵	60g
	버터	7g
	그린샐러드	1컵
	미네스트로네 스프(야채스프)	1컵
	토마토주스	1컵
점심	꽁치 석쇠구이	100g
	무즙	40g
	소고기 두부조림	1컵
	된장국	1컵
	낫토	1컵(50g)
	내추럴치즈	20g
	두유	1컵
저녁	된장국	1컵
	오믈렛(토마토 퓌레)	60g
	시금치 버터 볶음	70g
	두부 스테이크	1모
	닭가슴살(껍질제외) 소테	80g

4일째		
아침	호밀빵	60g
	버터	7g
	햄에그 계란	60g
	햄	20g
	그린샐러드	1컵
	토마토주스	1컵
점심	참치 석쇠구이	60g
	된장국	
	야채볶음(양파, 나물, 양배추, 당근, 표고버섯)	
	마파가지	
	내추럴치즈	
저녁	된장국	1컵
	튀김두부	1모
	고등어 된장구이	60g
	닭가슴살(껍질제외) 소테	80g
	무말랭이	100g

〈저지방식(옛 일식, 매크로바이오틱)〉

아침	밥 된장국 복신지	쌀 140g 된장 25g 미역 3g 복신지 20g
점심	밥 누에콩조림	쌀 150g 누에콩 150g 설탕 40g 소금 1g
저녁	밥 야채와 양념을 뿌린 튀김계란 오이무침	쌀 130g 계란 50g 샐러드유 20g 표고버섯 150g 죽순 15g 파 10g 간장 15g 전분 3g 오이 100g 소금 2g 설탕 5g 참깨 10g
간식	팥	팥 50g 소금 40g

(참고: 1993년 「부인의 벗」 5월호)

아침	밥 된장국 톳조림 무절임 경수채절임	쌀 100g 된장 25g 두부 50g 톳 10g 대두 20g 무 40g 경수채 60g
점심	밥 언두부조림(P202) 탕차이 표고버섯 조림 파와 바지락 된장국	쌀 130g 언두부 20g 말린 탕차이 30g 말린 표고버섯 2g 파 80g 바지락 80g 된장 20g
저녁	햄라이스 무말랭이 절임 조림 매실 장아찌	쌀 140g 햄 30g 양파 50g 식용유 10g 소금 2g 후추 무말랭이 15g 간장 5g 소금 1g 다시마조림 10g 매실 장아찌 20g
간식	귤	귤 200g

(참고: 1927년 「부인의 벗」 2월호)

참고문헌

마츠이케 츠네오『올리브오일로 늙지 않는 몸을 만든다』헤이본샤 신쇼, 2016년

_____『배변력을 길러 변비를 고치는 책』코분샤 치에노모리분코, 2016년

_____『탄수화물을 빼면 장은 못쓰게 된다』세이슌신쇼 인텔리전스, 2015년

_____『식물섬유 1컵법』의치약출판, 2015년

타카하시 히로시『암에 걸리지 않는 3가지 식습관』소프트뱅크신쇼, 2011년

우츠미 사토루『특정보건용식품을 사지 마세요』타케쇼보신쇼, 2015년

카가와 요시코 감수『7개정 식품성분표2016』여자영양대학출판부, 2016년

_____『외식·델리카·편의점의 칼로리 가이드』여자영양대학출판부, 2012년

카가와 요시코/타케우치 후미코『매일 식사의 칼로리 가이드 개정판』여자영양대학출판부, 2012년

에베 코지『당질 오프! 건강법』PHP문고, 2012년

「시원한 장! 변비는 낫는다」『영양과 요리』2014년 3월호

기타 편의점 각 사의 웹사이트 등을 참고하였습니다.

도서출판 정다와 출간 리스트

https://jungdawabook.wixsite.com/dmbook

100세까지 성장하는 뇌 훈련 방법
가토 도시노리 | 241p | 15,000원

1만 명 이상의 뇌 MRI를 진단한 일본 최고 뇌 전문의사 가토 도시노리(加藤 俊德)가 집필한 '100세까지 성장하는 뇌 훈련 방법'은 뇌 성장을 위해 혼자서도 실천할 수 있는 25가지 훈련 방법을 그림과 함께 상세히 설명하고 있다.
이 책에서는 "사람의 뇌가 100세까지 성장할 수 있을까?"에 대한 명쾌한 해답을 주기 위하여 중장년 이후에도 일상적인 생활 속에서 뇌를 훈련하여 성장시킬 수 있는 비결을 소개하고 있다. 또 집중이 잘 안 되고, 건망증이 심해지는 등 여러 가지 상황별 고민을 해소하기 위한 뇌 트레이닝 방법도 간단한 그림을 통해 안내하고 있어 누구나 쉽게 실천해 나갈 수 있다.

약료지침안
유봉규 지음 | 406p | 27,000 원

'약료지침안'은 의사의 '진료지침'과 똑같이 약사가 실천하는 복약지도 및 환자 토털 케어에 가이드라인 역할을 할 수 있는 국내 최초의 지침서이다.
이 책은 갑상선 기능 저하증, 고혈압, 녹내장, 당뇨병 등 약국에서 가장 많이 접하는 질환 18가지를 가나다순으로 정리하였으며, 각 질환에 대해서도 정의, 분류, 약료(약료의 목표, 일반적 접근방법, 비약물요법, 전문의약품, 한방제제, 상황별 약료), 결론 등으로 나눠 모든 부분을 간단명료하게 설명하고 있다.
특히 상황별 약료에서는 그 질환과 병행하여 나타나는 증상들을 빠짐없이 수록하고 있다. 예를 들어 고혈압의 상황별 약료에서는 대사증후군, 당뇨병, 노인, 심장질환, 만성콩팥, 임신 등 관련 질병의 약료를 모두 해설하고 있는 것이다.

일본 의약관계 법령집
도서출판 정다와 | 368p | 30,000원

'일본 의약관련 법령집'은 국내 의약관련 업무에서 일본의 제도나 법률이 자주 인용, 참조되고 있음에도 불구하고 마땅한 자료가 없는 가운데 국내 최초로 출간되었다. 책의 구성은 크게 약제사법(藥劑師法), 의약품·의료기기 등의 품질·유효성 및 안전성 확보 등에 관한 법률(구 藥事法), 의사법 (醫師法), 의료법 (醫療法) 및 시행령, 시행규칙의 전문과 관련 서류 양식이 수록되어 있다.

최신 임상약리학과 치료학
최병철 | 본책 328p | 부록 224p | 47,000원

이 책은 2010년 이후 국내 및 해외에서 소개된 신약들을 위주로 약물에 대한 임상약리학과 치료학을 압축 정리하여 소개한 책이다. 책의 전반적인 내용은 크게 질병에 대한 이해, 약물치료 및 치료약제에 대해 설명하고 있다. 31개의 질병을 중심으로 약제 및 병리 기전을 이해하기 쉽도록 해설한 그림과 약제간의 비교 가이드라인을 간단명료하게 표로 정리한 Table 등 150여 개의 그림과 도표로 구성되어 있다. 또 최근 이슈로 떠오르고 있는 '치료용 항체'와 '소분자 표적 치료제'에 대해 각 31개를 특집으로 구성했다. 부록으로 제작된 '포켓 의약품 인덱스'는 현재 국내에 소개되어 있는 전문의약품을 21개 계통별로 분류, 총 1,800여 품목의 핵심 의약품이 수록되어 있다.

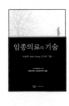

임종의료의 기술
히라카타 마코토 | 212p | 15,000원

임상의사로 20년간 1,500명이 넘는 환자들의 임종을 지켜본 저자 히라가타 마코토(平方 眞)에 의해 저술된 이 책은 크게 세 파트로 나뉘어져 있다. 첫 파트인 '왜 지금, 임종의료 기술이 필요한가'에서는 다사사회(多死社會)의 도래와 임종 의료에 관한 의료인의 행동수칙을 소개하였고, 두 번째 파트에서는 이상적인 죽음의 형태인 '노쇠(老衰)'를 다루는 한편 노쇠와 다른 경위로 죽음에 이르는 패턴도 소개하였다. 그리고 세 번째 파트에서는 저자의 경험을 바탕으로 환자와 가족들에게 병세를 이해시키고 설명하는 방법 등을 다루고 있다. 뿐만 아니라 부록을 별첨하여 저자가 실제로 경험한 임상사례를 기재하였다.

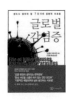

글로벌 감염증
닛케이 메디컬 | 380p | 15,000원

'글로벌 감염증'은 일본경제신문 닛케이 메디컬에서 발간한 책을 도서출판 정다와에서 번역 출간한 것으로서 70가지 감염증에 대한 자료를 함축하고 있다. 이 책은 기존 학술서적으로서만 출판되던 감염증에 대한 정보를 어느 누가 읽어도 쉽게 이해할 수 있도록 다양한 사례 중심으로 서술했으며, 감염증별 병원체, 치사율, 감염력, 감염경로, 잠복기간, 주요 서식지, 증상, 치료법 등을 서두에 요약해 한 눈에 이해할 수 있게 했다.

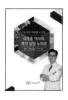

김연흥 약사의 복약 상담 노하우

김연흥 | 304p | 18,000원

이책은 김연흥 약사가 다년간 약국 임상에서 경험하고 연구했던 양·한방 복약 상담 이론을 총 집대성 한 것으로, 질환 이해를 위한 필수 이론부터 전문적인 복약 상담 노하우까지, 더 나아가 약국 실무에 바로 적용시킬 수 있는 정보들을 다양한 사례 중심으로 함축 설명하고 있다. 세부 항목으로는 제1부 질환별 양약 이야기, 제2부 약제별 생약 이야기로 구성돼 있다.

노인약료 핵심정리

엄준철 | 396p | 25,000원

국내에서 최초로 출간된 '노인약료 핵심정리'는 다중질환을 가지고 있는 노인들을 복약 상담함에 앞서 약물의 상호작용과 부작용 그리고 연쇄처방 패턴으로 인해 발생하는 다약제 복용을 바로 잡기 위해 출간 됐다.

한국에서 노인약료는 아직 시작 단계이기 때문에 미국, 캐나다, 호주, 영국 등 이미 노인약료의 기반이 잘 갖추어진 나라의 가이드라인을 참고 분석하였으며, 약사로서의 경험과 수많은 강의 경력을 가진 저자에 의해 우리나라의 실정에 맞게끔 필요한 정보만 간추려 쉽게 구성되었다.

알기 쉬운 약물 부작용 메커니즘

오오츠 후미코 | 304p | 22,000원

"지금 환자들이 호소하는 증상, 혹시 약물에 따른 부작용이 아닐까?"

이 책은 환자가 호소하는 49개 부작용 증상을 10개의 챕터별로 정리하고, 각 장마다 해당 사례와 함께 표적장기에 대한 병태생리를 설명함으로써 부작용의 원인을 찾아가는 방식을 보여주고 있다. 또 각 장마다 부작용으로 해당 증상이 나타날 수 있는 메커니즘을 한 장의 일러스트로 정리함으로써 임상 약사들의 이해를 최대한 돕고 있다.

따라만 하면 달인이 되는 황은경 약사의 나의 복약지도 노트
황은경 | 259p | 19,000원

이 책은 2010년대 약사사회의 베스트셀러로 기록되고 있다. 개국약사가 약국에서 직접 경험하고 실천한 복약지도와 약국경영 노하우가 한권의 책에 집약됐다. 황은경 약사가 4년 동안 약국경영 전문저널 ㈜비즈엠디 한국의약통신 파머시 저널에 연재한 복약지도 노하우를 한권의 책으로 묶은 것이다. 환자 복약상담 및 고객서비스, 약국 관리 및 마케팅 분야에 대한 지식을 함축하고 있어 약국 성장의 기회를 잡을 수 있다.

문 열기부터 문닫기까지 필수 실천 약국 매뉴얼
㈜위드팜 편저 | 248p | 23,000원

'약국매뉴얼'은 위드팜이 지난 14년 간 회원약국의 성공적인 운영을 위해 회원 약사에게만 배포되어 오던 지침서를 최근 회원약사들과 함께 정리하여 집필한 것으로 개설약사는 물론 근무약사 및 약국 직원들에게도 반드시 필요한 실무 지침서이다. 주요 내용은 약국 문 열기부터 문 닫기까지 각 파트의 직원들이 해야 할 업무 중심의 '약국운영매뉴얼', 고객이 약국 문을 들어섰을 때부터 문을 닫고 나갈 때까지 고객응대 과정에 관한 '약국고객만족서비스매뉴얼' 등으로 구성 돼 있다.

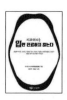

치과의사는 입만 진료하지 않는다
아이다 요시테루 | 176p | 15,000원

이 책의 핵심은 치과와 의과의 연계 치료가 필요하다는 것이다. 비록 일본의 경우 지만 우리나라에도 중요한 실마리를 제공해 주는 내용들로 가득하다. 의과와 치과의 연계가 왜 필요한가? 저자는 말한다. 인간의 장기는 하나로 연결되어 있고 그 시작은 입이기 때문에 의사도 입안을 진료할 필요가 있고, 치과의사도 전신의 상태를 알지 못하면 병의 뿌리를 뽑는 것이 불가능 하다고. 저자는 더불어 치과 의료를 단순히 충치와 치주병을 치료하는 것으로 받아들이지 않고, 구강 건강을 통한 전신 건강을 생각하는 메디코 덴탈 사이언스(의학적 치학부) 이념을 주장한다.

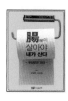

腸(장)이 살아야 내가 산다
-유산균과 건강-
김동현·조호연 | 192p | 15,000원

이 책은 지난 30년간 유산균에 대해 연구하여 국내 최고의 유산균 권위자로 잘 알려진 경희대학교 약학대학 김동현 교수와 유산균 연구개발에 주력해온 CTC 바이오 조호연 대표가 유산균의 인체 작용과 효능효과를 제대로 알려 소비자들이 올바로 이용할 수 있도록 하기 위해 집필한 것으로써, 장과 관련된 환자와 자주 접촉하는 의사나 약사 간호사 등 전문인 들이 알아두면 환자 상담에 크게 도움을 줄 수 있는 내용들이 많다. 부록으로 제공된 유산균 복용 다섯 가지 사례에서는 성별, 연령별, 질병별로 예를 들고 있어 우리들이 직접 체험해보지 못한 경험을 대신 체득할 수 있도록 도와주고 있다.

환자의 신뢰를 얻는 의사를 위한 퍼포먼스학 입문
사토 아야코 | 192p | 12,000원

환자의 신뢰를 얻는 퍼포먼스는 의•약사 누구나 갖춰야 할 기본 매너이다. 이 책은 일본대학예술학부교수이자 국제 퍼포먼스연구 대표 사토 아야코씨가 〈닛케이 메디컬〉에 연재하여 호평을 받은 '의사를 위한 퍼포먼스학 입문'을 베이스로 구성된 책으로서, 의사가 진찰실에서 환자를 상담할 때 반드시 필요한 구체적인 테크닉을 다루고 있다. 진찰실에서 전개되는 다양한 케이스를 통해 환자의 신뢰를 얻기 위한 태도, 표정, 말투, 환자의 이야기를 듣는 방법과 맞장구 치는 기술 등 '메디컬 퍼포먼스'의 구체적인 테크닉을 배워볼 수 있다.

환자와의 트러블을 해결하는 기술
오노우치 야스히코 | 231p | 15,000원

이 책은 일본 오사카지역에서 연간 400건 이상 병의원 트러블을 해결해 '트러블 해결사'로 불리는 오사카의사협회 사무국 직원 오노우치 야스코에 의해 서술되었다. 저자는 소위 '몬스터 페이션트'로 불리는 괴물 환자를 퇴치하기 위해서는 '선경성' '용기' '현장력' 등 3대 요소를 갖춰야 한다고 강조한다.
특히 저자가 직접 겪은 32가지 유형을 통해 해결 과정을 생생히 전달하고 있으며, 트러블을 해결하기 위해 지켜야 할 12가지 원칙과 해결의 기술 10가지를 중심으로 보건의료계 종사자들이 언제든지 바로 실무에 활용할 수 기술을 제시하고 있다.

병원 CEO를 위한 개원과 경영 7가지 원칙
박병상 | 363p | 19,000원

'병원 CEO를 위한 개원과 경영 7가지 원칙'은 개원에 필요한 자질과 병원 경영
능력을 키워줄 현장 노하우를 담은 책이다.
이 책은 성공하는 병원 CEO를 위해 개원을 구상할 때부터 염두에 두어야 할
7가지 키워드를 중심으로 기술하였다.
가까운 미래에 병원CEO를 꿈꾸며 개원을 준비하는 의사들과 병원을 전문화
하거나 규모 확장 등 병원을 성장시키고자 할 때 길잡이가 될 것이다.

미녀와 야채
나카무라 케이코 | 208p | 13,000원

'미녀와 야채'는 일본 유명 여배우이자 시니어 야채 소믈리에인 나카무라 케이코
(中村慧子)가 연구한 7가지 다이어트 비법이 축약된 건강 다이어트 바이블이다.
나카무라 케이코는 색깔 야채 속에 숨겨진 영양분을 분석하여 좋은 야채를 선별
하는 방법을 제시하였으며, 야채를 먹는 방법에 따라 미와 건강을 동시에 획득
할 수 있는 비법들을 이해하기 쉽게 풀어썼다.

교합과 자세
Michel Clauzade | Jean-Pierre Marty | 212p | 120,000원

자세와 교합, 자세와 치아 사이의 관계를 의미하는 '자세치의학(Orthoposturodontie)'
이라는 개념은 저자 미셸 클로자드와 장피에르 마티가 함께 연구하여 만든 개념
으로써, 자세학에서 치아교합이 핵심적인 역할을 지니고 있다는 사실을 보여준다.
'교합과 자세'는 우리가 임상에서 자주 접하는 TMD 관련 증상들의 원인에 대해
생리학적 관점보다 더 관심을 기울여 자세와 치아에 관한 간단한 질문들, 즉
치아 및 하악계가 자세감각의 수용기로 간주될 수 있는 무엇인가? 두 개 하악계
장애가 자세의 장애로 이어질 수 있는 이유는 무엇인가?에 대한 질문들에 답을
내놓고 있다.

내과의사가 알려주는

건강한
편의점 식사

초판1쇄 인쇄 2018년 5월 18일
초판1쇄 발행 2018년 5월 25일

지 은 이 마츠이케 츠네오(松生恒夫)
발 행 인 정동명
발 행 처 (주)동명북미디어 도서출판 정다와

디 자 인 현승찬
에 디 터 박진아
번   역 장유주
인 쇄 소 (주)재능인쇄

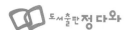 도서출판 정다와

주   소 06565 서울시 서초구 동광로10길 2 덕원빌딩 3층 한국의약통신
전   화 02)3481-6801
팩   스 02)3481-6805
홈페이지 https://jungdawabook.wixsite.com/dmbook

출판신고번호 2008-000161
I S B N 978-89-6991-018-9(03510)
정   가 15,000원

이 도서의 국립중앙도서관 출판예정도서목록(CIP)은 서지정보유통지원시스템 홈페이지(http://seoji.nl.go.kr)와
국가자료공동목록시스템(http://www.nl.go.kr/kolisnet)에서 이용하실 수 있습니다.
(CIP제어번호 : CIP2018006485)